世界最高のスリープコーチが教える

究極の睡眠術

ニック・リトルヘイルズ―著　鹿田昌美―訳

Nick Littlehales

SLEEP

ダイヤモンド社

SLEEP
by
Nick Littlehales

Original English language edition first published by Penguin Books Ltd, London

Japanese translation rights arranged with Penguin Books Ltd., London
through Tuttle-Mori Agency, Inc., Tokyo

はじめに
気分・回復力・パフォーマンスを激変させる

「睡眠関連の書籍は、どこにありますか」

私が近所の大型書店でたずねると、店員がけげんそうな顔をして、画面でしばらく検索をしてから、あちらのようです、と指さした。

階段を4セットのぼり、ほこりっぽくて暗い片隅にようやく発見したのは、睡眠を科学的に解説した学術書が数冊と、夢占いの本、眠りにニューエイジ的解釈を加えた本。本書の著者としては、あなたが本書を見つけたのが、そういうコーナーではないことを願っている。

睡眠の分野は、現在、革命のまっただなかだ。

眠ることが「当たり前の生活の一部」であった時期があまりにも長く、社会の動きはむしろ、眠りを軽視する方向に傾いていた。

しかし、さまざまな科学研究から、**貧しい睡眠習慣が「2型糖尿病」「心臓病」「肥満」「不安症」「燃え尽き症候群」など、心と身体の病に関連づけられる**ことがわかってきた。確証となるデータは増える一方だ。

いまこそ、睡眠が注目されるべきだ。

起きている時間を最大限に活用し、効率的に仕事をして、友人や家族とのつきあいにベストをつくし、強い自己肯定感を得るために、**「眠る」というメンタルとフィジカルの回復に欠かせないプロセスを見直し、さらにいい方法を探ってみよう。**

「ゆっくり眠れない環境」に対応する

1990年代半ばまでは、なんとかなっていた。だがその後、現代人のライフスタイルの劇的な変化がやってきた。インターネットと電子メールがコミュニケーションと消費と仕事のありかたを永久に変えてしまったのだ。

さらには、最初はたんなる電話とテキストメールのツールにすぎなかった携帯電話が、無限の情報とブルーライトの発信源へと様変わりし、私たちはいま、あまりにも多くの時間を画面を見つめてすごしている。

「常時つながり合う」というアイデアが現実のものになり、「週7日24時間いつでも稼働中」という意識が生まれた。

そんな環境についていくためには、自分側でなんとかつじつまを合わせるしかない。「カフェインを過剰に摂取する」「自分のスイッチを切るために睡眠薬を飲む」「オンもオフも休まない」……**昔ながらの「夜はたっぷり8時間眠る」という習慣は、もはや過去の伝説になってしまった**。

結果として、人間関係や家庭生活に余分なストレスや緊張がかかるようになった。影響はそれだけではない。

科学者や研究者は、**フィジカルとメンタルが回復する時間が不足していることが、多くの疾患や障害の増加に関連している**と指摘している。何らかの手を打たなければならないのだ。

「睡眠」と「回復」の最先端のメソッド

私の職業は「スポーツ睡眠《スリープ》コーチ」だ。その辺の求人情報では見かけない職種かもしれない。それもそのはず、これは自分で切り拓いた役割について私がそう名付けたものだ。

キャリアのスタート地点は、ヨーロッパ最大の寝具販売グループ、スランバーランド社で海外販売・マーケティング部長をしていた1990年代にさかのぼる。

そのころ私は、イギリスのトップクラスのサッカーチームが「睡眠」と「回復」にどんな策を講じているのかに興味を持った。

さぞかし洗練されたアプローチを持っているに違いないと思って、**マンチェスター・ユナイテッドに手紙で質問してみたところ、何の対策もしていないことが判明した。**後に3冠達成というチームの歴史的偉業の立役者となるサー・アレックス・ファーガソン監督から届いた返事には、こんな誘いの言葉が書かれていた。

「よろしければ、一度見にきてくださいませんか？」

当時、睡眠はパフォーマンスに関わる要因とは見られていなかった。

だが私にとって幸運だったのは、戦略としてスポーツ科学の比重が高まりつつある時代であったこと、そして歴史に残る名監督の好奇心がうずいたことだった。

もうひとつの幸運は、**背中に故障を抱えた選手に直接関わらせてもらい、彼のルーチンと寝具の調整をさせてもらえた**ことだ。もちろん、マットレス一枚だけで背中を治す（そんな主張をするメーカーもある）のは無理なことだが、私はその選手のコンディション管理について、目に見える結果を出すことができた。

その後、さらに深くチームに関わるようになった。92年の名選手たち――**ライアン・ギグス、デヴィッド・ベッカム、ポール・スコールズ、ニッキー・バット、ネヴィル兄弟**――だけでなくファーガソン監督自身にまで寝具の提供やアドバイスをさせてもらった。監督やコーチングスタッフから選手にいたるまで全員が、私が推奨するメソッドを使うというトップダウンのアプローチは、現在も続いている。

そのころまでに、私はスランバーランド社を去る準備をしていた。睡眠そのものに対する興味が、たんに商品を売るという仕事への興味を上回ってしまったからだ。

睡眠についての助言と睡眠の質の向上を促進する目的で設立された消費者教育の機関である**英国睡眠協会《スリープカウンシル》の会長に就任してさらに知識を深めた**うえ、その活動を通じて睡眠学の権威クリス・イジコフスキー教授と知り合い、貴重な友人・同志となることができた。

オリンピック選手やトップアスリートが導入している

マスコミは私を「マンチェスター・ユナイテッドの〈スリープコーチ〉」という肩書きで紹介して、記事にこんな見出しをつけた。

「彼の仕事は？　夜に選手を寝かしつけているのか？」

私が実際に行ったのは、**トレーニング場に併設の「睡眠回復ルーム」を導入した**ことだ。世界初の試みだった。現在ではトップクラスのチームの多くがこの施設を備えているが、最初に取り入れたのはマンチェスター・ユナイテッドだ。

これが話題を呼び、口コミが広まった。ユナイテッドの元に、イングランドサッカー協会の理事アンディ・オールドノウとイングランドの理学療法士のゲイリー・レーウィン（彼はアーセナルの理学療法士も務めていた）がやってきた。

私は代表チームと仕事をし、新しい寝具を取り寄せ、選手たちの習慣改善のアドバイスをした。**ゲイリーが私の指導の効果を認めて、一緒にアーセナルでも仕事をしようと誘ってくれた**。アーセナルでは、新監督のアーセン・ベンゲルが、サッカー界の従来のアプローチを大幅に変えるべく奮闘していた。加えて、早い時期からスポーツ科学を取り入れていたボルトン・ワンダラーズの当時の監督サム・アラダイスからも声がかかり、関わらせてもらった。

「小さな改善」の積み重ねがすべてを変える

その後、イギリスの自転車競技連盟ブリティッシュ・サイクリングとの仕事を始め、プロ自転車ロードレースチーム「チームスカイ」への睡眠指導も行い、ツール・ド・フランスでの成功に貢献した。

これは、ゼネラルマネジャー兼監督のサー・デヴィッド・ブレールスフォードの**「マージナル・ゲイン（小さな改善の積み重ね）」というアプローチ**の一環だった。私は自転車選手のために、持ち運びできる寝具を考案し、移動先のホテルで、ベッドの代わりにその上で寝てもらった。

イギリスのオリンピック選手とパラリンピック選手からも声がかかり、ボート、セーリング、ボブスレー、BMX、シクロクロスなどのアスリートたちに関わった。また、ラグビーチームとクリケットチーム、サッカー界ではさらにマンチェスター・シティ、サウサンプトン、リバプール、チェルシーなどのチームに指導をするようになった。

スポーツ界の「睡眠革命」はイギリス国内にとどまらなかった。何しろ眠りは全世界共通なのだ。

私はヨーロッパの代表的なサッカーチームにも招かれた。そのひとつがレアル・マドリードで、ここで私は、トレーニング場に併設された豪華アパートメントを、**世界有数の名選手にとって理想的な「回復ルーム」に改造するアドバイスをさせてもらった。**

さらに、オランダの女子ボブスレーチームを2014年の冬季オリンピック前に指導し、自転車競技では遠くマレーシアの選手のコーチを引き受け、アメリカのNBA、NFLのチームにも助言させてもらった。

そんなことができる立場になれたのは、私がプロのスポーツ界における睡眠アドバイスの第一人者であったこと、そして、マンチェスター・ユナイテッドのファーガソン監督が、新しいアイデアを取り入れ、その流れが自分がトップにいる時代だけで絶えることを望まず、私の試行錯誤を寛大にサポートしてくれたからだ。当時、彼はこう言っていた。

「これはまさしく、**スポーツの世界における途方もなく素晴らしい進化**だ。私は心から支持をする」

睡眠中に「脳の毒素」をきれいにする

私の活動を耳にした多くの人が思い浮かべるのは、つやつやの睡眠カプセルとSF映画さながらの真っ白なハイテクの研究室、スーパーコンピュータに配線されて眠っている被験者……といったイメージだ。

だが、実像はまったく違う。もちろん、必要に応じてあらゆるテクノロジーを利用し、**イジコフスキー教授のような睡眠研究の第一人者たちと密接に関わりながら仕事をしてい**

ないからだ。

るのは確かだが、私の日常的な職場は研究室でも病院でもない。私は医者でも科学者でも

近年、睡眠の健康に対する重要性が科学的に証明されるようになった。ハーバード大学、スタンフォード大学、オックスフォード大学、ミュンヘン大学をはじめとする**世界中の権威ある研究機関が、この分野の先駆的な研究を行っている**。

研究データが示す内容は幅広く、睡眠と肥満や糖尿病の相関性はもちろんのこと[*1]、**睡眠中に脳の不要な毒素が効率よく洗い流される**ことがわかっており、このことが睡眠を取る主な理由である可能性が高いと目されている[*2]。

睡眠が十分でないために毒素を取り除けないことが、アルツハイマー病など多数の神経疾患につながるという指摘もある。

健康推進の動きとして、いまや政府や企業は睡眠の話題に聴く耳を持つようになった。研究や資金提供に注目が集まっているのは、ストレスと燃え尽き症候群が、経済に悪影響を与えているからだ。

ただし、睡眠の研究者がいくら優秀とはいえ、じつは眠りについては未解明のこともまだまだ多い。スタンフォード睡眠科学・医療センターのフィリップ・モウレイン准教授は、「一般の方には驚かれるかもしれないが、睡眠とは何かについて、私たちはよくわか

っていない」と書いているほどだ。

「睡眠研究」の成果をダイレクトに役立てる

では、わかっていることは何だろうか。研究者がひとり残らず賛同するのは、「睡眠が健康に欠かせない」ということだ。しかし私たちの睡眠は不足する傾向にあり、1950年代に比べて1時間から2時間少なくなっている。[*3] では、睡眠時間を増やすことが唯一の「正解」でよいのだろうか？

多忙なシングルマザーに睡眠が増やせるだろうか？ 夜明けと共に起床して子どもを学校に送り出し、一日働いて夜に帰宅して夕食をつくり、子どもを寝かしつけて家事を片付け、ベッドに倒れ込む生活をしていたら？ 研修医はどうか。一日中働いても時間が足りず、わずかでもオフの時間を確保したいという人も多いのではないだろうか。一日24時間でやれることには限界がある。

睡眠研究を、忙しい人の生活にダイレクトに役立ててもらうにはどうすればいいのか？ 通勤途中にニュース記事で見かけてオフィスに座るころには忘れてしまう「プチ情報」で終わらせずに、一般の人に活用してもらうには？

アスリートたちは、夜中まであれこれ細かく指導されることを好まない。睡眠は、四六時中管理してくるボスやマネジャーの目から逃れてゆっくりできる数少ないプライバシーのひとつだ。ふつうは寝ているときまで監視されたり、夜の過ごし方まで報告したくはないものだ。

私の睡眠指導ではそんなことはしない。科学・研究データに基づいて、クライアントが**ここ一番で最高のパフォーマンスができることを目的に、睡眠中に最大限の回復ができる**よう指導を行う。

私のメソッドを生活に取り入れた人は、私にも本人の目にも明らかな、大幅な改善がみられる。**気分がよくなり、回復力が高まり、そして何よりも大切なパフォーマンスのレベルが向上するのだ。**

プロのアスリートたちが「使用前・使用後」の違いを身をもって体験し、競争力が必要なスポーツの世界で確実な結果を出している。

「医学的に有効」な睡眠サイクルで眠る

指導にあたっては、選手と話をして生活習慣を聞き出したうえで、実践可能なアドバイスを与え、**医学的に有効と認められた睡眠サイクル**で休めるように計画を立て、実行するスキルを身につけてもらう。

また、ベストの寝具を提供し、個別にさまざまな助言を行っている。

たとえば「新生児がいる家庭ではどうすべきか？」「睡眠薬を手放すには？」「大会中の自転車選手や海外遠征中のサッカー選手がホテルでしっかりと回復できる環境づくりをする方法」など。必要があれば、自宅を訪問して良質な眠りのためのアドバイスも行う。

本書の中で、クリスティアーノ・ロナウド選手の寝室の引き出しの中身が暴露されることはない。すべては信頼の上に成り立っている。選手やチームが私を信頼してくれているから、睡眠という極めてプライベートな「聖域」に入らせてもらえるのだ。

本書では、聖域の中身ではなく、聖域に私が持ち込んだメソッドとテクニックをご紹介する。

あなたの寝室を、一流アスリートとまったく同じようにセットアップする方法もお教えしよう。

「だけど、一流アスリートの睡眠の習慣のどこが、自分にとって参考になるの？」

とお思いだろうか。

「すべて」だと、私は答えたい。

無理することなく「ラク」に取り入れられる

この本に書いたアドバイスとテクニックはすべて、あなたにも私にも関係がある。アスリートに留まらず、私が関わった、スポーツ界以外の大勢の人、法人クライアントから主婦にいたるまで、**眠りの改善を求めるすべての人に応用できる**。

トップアスリートとそれ以外の人の違いはただ一つ、「コミットメント」だ。

私がオリンピック選手に、「回復力を高めるためにこうしなさい」と言えば、彼らは実行する。スポーツの世界に生きる人は、ほんのわずかでも得るものがありそうなら食らいつく。**その積み重ねが、ライバルより抜きんでるという結果につながる**からだ。

一方、私たち一般人は、数日間だけ試しはしても、日々の生活に取り入れることができずに、気がつけば夜遅くまで仕事をしたりワインを飲みすぎてソファで眠ってしまったりする。

しかし本書は世にあふれる「睡眠ダイエット」などの本とは違って、**1週間で挫折するような厳格なプログラムを与えることはしない**。あなたの生活にこれ以上の負担をかけたくないからだ。

理想の「寝る姿勢」は1つだけ

本書で紹介する「R90睡眠回復アプローチ」は、私がトップクラスのアスリートたちに用いているメソッドだ。

私がプロとして30年近くにわたって磨き上げたものであり、医者、スポーツ科学の専門家、理学療法士、マットレスとベッドの製造者からの知識と、自分の子どもたちや子育ての経験を取り入れ、**プロのスポーツの最前線という睡眠効果が真剣に試される場で実践されてきたメソッド**なのだ。

一流のアスリートは、人間に獲得可能な「小さな改善」を求めて切磋《せっさ》琢磨《たくま》している。本書ではあなたに、その確実な改善をもたらすノウハウをお教えする。

このメソッドを日々の生活に取り入れることで、心理的にも肉体的にもパワーアップすることに気づくだろう。**睡眠を数回に分けるメリットを知り、最適の眠りの姿勢（私が推奨するポジションは1つしかない）を意識しよう。**

今後は、睡眠時間を一晩何時間ではなく、1週間のサイクル数でとらえよう。いい睡眠が取れない夜があっても気にしない。誰でもそんな夜はあるけれど、朝はやって来て、また新しい一日が始まるのだ。

最大限に楽しみながら、睡眠の「質」を上げる

本書では、「日中、オフィスで座るデスクの位置はどこがいいか？」「ホテルにパートナーと泊まるときは左右どちら側で寝るべきか？」「家を購入する際の寝室のチェックの方法」など、**あなたが考えてもみなかった「日々の選択」についてもお伝えする**。

まずは、『『究極の睡眠』の7つのルール」から順を追って解説していこう。

この7つはR90アプローチの構成要素であり、各ルールに関してそれぞれ7つの「睡眠改善のステップ」を示した。少しずつ取り入れることで、長期的に生活を改善させることができるし、毎日1つずつ取り入れていけば、わずか7週間で完全な睡眠革命を起こすことも可能だ。

自分の生活スタイルを犠牲にする必要はない。コーヒーを我慢しなくていいし、友人たちと気持ちのいい夏の夜を楽しんでいる最中にワインのお代わりを断ることもない。

レストランのディナーの席で夜9時をまわり、「食べるには遅すぎる時間かも」と思ったら、こう考えよう。「何に対して遅すぎるのか？」と。

人生は短いのだから、楽しみや素晴らしい経験を逃すのはもったいない。**私はあなたに、さまざまな選択をする「自信」をプレゼントしたい**。あなたは、毎日時間どおりにベッドに入ってきっちり眠れているかなど心配しなくてもいい。もっと柔軟に対応してよいのだ。

本書のアドバイスを取り入れることで、休息と回復の「質」が向上する。これからは、「量」で悩んで時間を無駄づかいしなくてすむのだ。

人が大勢いる部屋で「目を開けたまま」昼寝する

本書では、睡眠について石器時代の生活から学べることを知ると同時に、現代社会の課題、たとえば**スマートフォンやパソコン、深夜残業や時差ぼけの対策についても解説**する。

テクノロジーは素晴らしい進化だ。夜の安眠のためにすべてを捨てろと言うつもりはない。生活から電子機器を完全に切り離すのは無理だし、テクノロジーは今後ますます進化していくはずだ。だが、ほんの少しの心がけがあれば、健康への悪影響を予防できることはお伝えしたい。

寝室を改善してラブライフを劇的に向上させるコツ、午後の仮眠に絶大な威力がある理由、**人が大勢いる部屋で目を開けたまま昼寝をする方法**もお教えする。

また、あなたがいま寝ているマットレスがおそらく「間違っている」ことも知ってほしい。ローンで買った高価格の「健康効果」をうたったマットレスも、その可能性大だ。

ちなみに朗報は、**大きくコストをかけなくても改善ができる**ということ。誰にでもできる正しいマットレスの選び方をお教えしよう。あなたはもう二度と、「数千個のスプリング付き」のおしゃれなデザインとそれに見合った高価格のマットレスを販売するセールスマンに悩まされずにすむだろう。

ただ寝ている時間を「最高の回復」の時間に変える

R90アプローチには、小さな改善を積み重ねていくブレールスフォード監督の「マージナル・ゲイン」の精神が反映されている。

私の睡眠指導は、自転車チームの改善において多くのアプローチのひとつにすぎなかった。選手たちは、ウィルス対策に適した手洗いの仕方まで指導を受けていた。これがブレールスフォード式の「改善」であり、パフォーマンスを大きく向上させるために、わずか

1パーセントを積み重ねるということなのだ。

私のアプローチでは、**目覚めから、夜、目を閉じる瞬間までのあらゆる行動が睡眠に影響を与える**と考える。

ベッドに向かうまでのすべての行動を意識して生活することが、わずかな改善を積み重ねることになる。そのなかに、「『究極の睡眠』の7つのルール」を取り入れてほしい。

結果は一晩では目に見えないかもしれない――たとえぐっすり眠れた翌朝でも。

長い目で見てほしい。チームスカイがツール・ド・フランスの優勝者を生むまでには数年かかった。R90アプローチを使えば、あなたなら、もっと早い時点ではっきりとした結果を出せるはずだ。指導をしたクライアントから数か月後に電話がかかってきて「あなたのおかげで人生が変わりました」と報告を受けることはめずらしくない。

あなたにも「人生を変える」ことができる。

まずは睡眠時間を賢く利用することから始めよう。あなたも、私が指導をするアスリートたちと同様に、最大限のメンタルとフィジカルの回復を得られるはずだ。

また、睡眠時間がもっと少なくてよいことがわかるようになるかもしれない。

そして、気分が上がり、仕事と家庭の両方に余裕を持つことができる。

さらには、力をゆるめるべきときや、休憩を取って数分間スイッチを切るタイミングを意識できるようになるはずだ。

「でも、私には実践する時間がない」

あなたはそう思うだろうか。

だが考えてみてほしい。本書では、**すきま時間を見つけて休憩するちょっとしたコツやテクニックもたくさん紹介する**。休憩を活用することで、短時間にもっと多くのことをこなせるようになるとしたら、どうだろう。

本書は、ベッドの上でパジャマ姿でココアを飲みながら楽しい時間をすごすための本ではない（書店の片隅でほこりをかぶっている類の本でもない）。

あなたに、**もっと賢く眠るコツを教え、眠りという自然の力を、メンタルとフィジカルのパフォーマンス向上に活用する本**だ。

なんの利益もなくただ眠って時間を無駄遣いするのはそろそろやめにしよう。

世界最高のスリープコーチが教える
究極の睡眠術

目次

Part 1

「究極の睡眠」の7つのルール

第1章

「体内時計」のリズムを制する

あなたのなかの「止まらない時計」

第2章

「クロノタイプ」をフルに生かす

そもそも「朝型」か「夜型」か？

第3章 「時間」より「サイクル」で眠る
睡眠は「90分」のゲーム

第4章 睡眠前後の「ルーチン」で眠りを変える
最強のウォーミングアップ&クールダウン

第5章 日中に「回復時間」を導入する

「昼寝」に新たな光を当てる

第6章 自分だけの「スリープキット」を整える
パーフェクトな寝床を追求する

自分だけの「最高の寝具」をつくる

第7章 寝室を「回復ルーム」に変える
眠りは至高の環境で

究極の「回復ルーム」をつくる

Part 2

「究極の睡眠」を完璧に実践する

第8章 「最高のスタート」の究極の秘訣

「90分サイクル」で完璧な1日をつくる

第9章 すべての「敵」を排除する

あらゆる「睡眠トラブル」を解決する

第10章 まわりにも「究極の睡眠」を与える
パートナーと子どもをぐっすり眠らせる

本文中の〔　〕は訳注を表す。＊は参考文献があることを表す。

Part 1

「究極の睡眠」の7つのルール

第1章

「体内時計」のリズムを制する

あなたのなかの「止まらない時計」

あなたの朝の目覚めはこんなふうだろうか。

スマートフォンのアラームの音で目を覚まして、手を伸ばして止める。ベッドに入ったまま、寝ている間に届いたニュース、スポーツ、芸能情報などの新着通知とSNSをチェックして、仕事や友人からのメールやメッセージを読む。口が渇き、頭は今朝やるべきあれこれを考えている。カーテンのすき間から光がもれ、ベッドの足元のテレビのつけっぱなしのスタンバイランプを見て、昨晩どんなふうに眠ったかを思い出す。

やあ、おはよう。ぐっすり眠れただろうか？ **あなたは、ぐっすり眠る方法を知っているだろうか？**

イギリス人の平均睡眠時間は、6時間半をわずかに上回る程度。人口の3分の1以上が、5、6時間の睡眠しか取れていない。この範囲にいる人の数は、わずか3年前に比べて7パーセント増加した。[*1]

世界中で似たようなことが起きていて、アメリカの人口の20パーセント以上は平日の睡眠時間が6時間未満。日本も似たようなものだ。統計データによると、これらの国に加えてカナダ、ドイツでも大半の人が週末に睡眠時間を補っている。[*2]

仕事時間が睡眠を圧迫している。イギリス人の半数近くが、ストレスや心配事で眠れないと報告している。多くの人の場合、スケジュール帳を見るだけで、その理由に察しがつくというものだ。

重要なのは睡眠の「長さ」ではない

トップクラスのクリケット選手は、インドで国際大会の試合に出場し、その翌日に帰国して、私の睡眠指導の話を聴きにくるということもある。選手たちは、次はいつ睡眠がゆっくり取れるだろうかと考えている。これから数か月を遠征先で過ごし、あらゆる試合を海外で行う予定だ。そんな生活でもしばらくは何とかなる。

世界の海をめぐる航海士は、海に出ている3か月の間、12時間おきに30分の睡眠を取ることでしのげる。人間はスタミナをしっかり温存でき、抜群の適応力を持つ生きものなのだ。

とはいえ、**そんな状態が長く続くと、遅かれ早かれ何かしらの支障が出る**。クリケットやラグビーなどのスポーツ選手連盟が、私に選手の教育やスケジュール管理のアドバイスを依頼し始めた背景には、選手たちのうつ症状、人間関係の問題、燃え尽き症候群の症状が顕著になってきたからだ。

スポーツの世界だけの話ではない。この傾向は、社会全体に見られる。すべての人が、仕事と私生活の両方の要求に応えるために悪戦苦闘している。

私自身、いまの知識があれば、前の仕事に5年も留まらなかったと思っている。長時間勤務の上、日々多くのストレスを抱え、出張が多いために長期にわたって家を空けていた。飛行機のビジネスクラスに乗り、高級料理の会食ざんまいと酒やコーヒーでやる気を維持していた。当時はなんとかなると思っていたし、得るもののためなら多少の犠牲は仕方ないと考えていた。しかし実際には、私の人生は大打撃をこうむっていたのだ。

あのころの私は、何時間寝ていただろう？　クリケットのイングランド代表チームの選手たちは？　コンピュータゲームで夜ふかしをするティーンエイジャーは？　ちなみにあなたの睡眠時間は？

ところで、**「睡眠時間」というものは本当に重要なのだろうか？**

じつは、重要なのは睡眠の「長さ」ではない。人類が誕生以来守ってきた自然なプロセスが重要なのだ。

そして、現代社会の多くの要素が、このプロセスを奪っている。

人工照明、テクノロジー、シフト勤務、睡眠薬、旅行、目覚め直後のスマホのチェック、深夜残業、始業時間に間に合うために朝食抜きで走って家を飛び出すこと。

こういったすべてが、人間から自然なプロセスを取り上げている。この自然なプロセスを理解することが、「休息」と「回復」の問題を知る最初の一歩だ。

最も「理想的」な生活サイクル

手はじめに、現代社会からしばらく離れてみよう。本気で自然回帰をしてみるのだ。時計、パソコン、電話などあらゆる持ち物を置いて、無人島へと出発し、我々の祖先のような自給自足の生活を送る。狩りや釣りをして、星空の下で眠る。冒険家も顔負けの生活スタイルだ。

島では、広大な空き地でキャンプをする。日が沈んで気温が下がれば、たき火をする。日光のない時間が続くと、食事がしたくなる。調理をして今日捕れた獲物をむさぼり、満腹になればくつろいで、琥珀《こはく》色のたき火に見入りながら静かなおしゃべりを楽しむ。話が一段落したら、みんなで星空を見上げてしばらく時間を過ごし、ひとり、またひとりと、寝転がって毛布にくるまり、知らないうちに眠りにつく。

朝になり、太陽が地平線に近づいてくる。まだ薄暗いころから鳥たちがさえずり始め、日の出と共に気温が上がる。寒い季節であっても気温は1、2度上昇し、あらゆるものがさっきより明るく感じられる。**毛布に顔をうずめていようがいまいが、光が差し込んできて、目が覚める**。

起きて最初にしたいのはおそらく、膀胱《ぼうこう》を空にすること。そのあと水を飲んで朝食を取ろうと思う。朝食が終わると排便を終えて狩りや釣りに出かける。**そうした活動はすべて、日が出ている間に行う**。誰にも急《せ》かされることはない。すべてが自然の流れだ。

ふたたび太陽が沈み始めると、戻ってきて空き地に座ってくつろぐ。気温が下がり暗くなるので、火を熾《お》こす——この繰り返しだ。

これが本当の自然回帰、人間が持つ「概日《がいじつ》リズム」に調和した生き方だ。

「深夜2〜3時」が最も濃密に眠れる

私がクライアントにする最初の質問は、トップクラスのサッカー選手でも、不眠に悩む金融ブローカーでも同じ内容だ。

「概日リズムをご存じですか？」

概日リズムとは、体内時計によって管理される24時間の体内サイクルのことだ。

脳内に潜むこの時計は、私たちの体内システム――睡眠と食事のパターン、ホルモン分《ぶん》泌《ぴ》、体温、注意力、気分、消化機能――を、地球の自転と同調しながら24時間周期で動かしている。

体内時計は外部からの合図を受けてセットされるが、その合図の主たるものは「日光」だ。気温や食事の時間なども合図となる。

自分の身体に概日リズムが組み込まれていることを、まずは理解してほしい。概日リズムは、一人残らず誰もが体内に備えている、人類の何百万年の進化の産物だ。

リズムを捨て去ることは、訓練で犬を吠えないようにしたり、ライオンを草食にしたりするのと同じくらい不可能なことだ。もちろん、犬でもライオンでも、すべての動植物に体内時計と概日リズムがある。

また、概日リズムは外的刺激がなくても機能する。もしも国際問題が勃発《ぼっぱつ》して核攻撃による大災害が起き、**全人類が日光のない地下壕で暮らすことになっても、概日リズムは維持される**。

次ページの図は、一般的な概日リズムについて示したものだ。24時間の身体の要求はこのようになっている。

無人島の生活になぞらえて、表を見てみよう。太陽が沈んでたき火を囲んで座るころ、メラトニンの分泌が始まる。メラトニンは私たちの睡眠を調節するホルモンであり、光に反応する脳の松果体《しょうかたい》で生産される。**暗い時間が長く続くことにより、睡眠準備のためにメラトニンが分泌される**のだ。

概日リズムを本能的な「衝動」と捉えるなら、ホメオスタシス（恒常性維持機構）からくる睡眠圧は、睡眠を求める身体の「要求」といえる。

睡眠圧は目覚めた瞬間から蓄積し、起きている時間が長ければ長いほど高まる。しかし、ときに概日リズムは睡眠圧より強く働くため、眠気（睡眠圧）のピークを越えているのに目が冴えてしまうということもある。

夜間勤務をしている人やナイトライフ愛好家ならよく知っているだろうが、たとえ徹夜

一般的な概日リズム

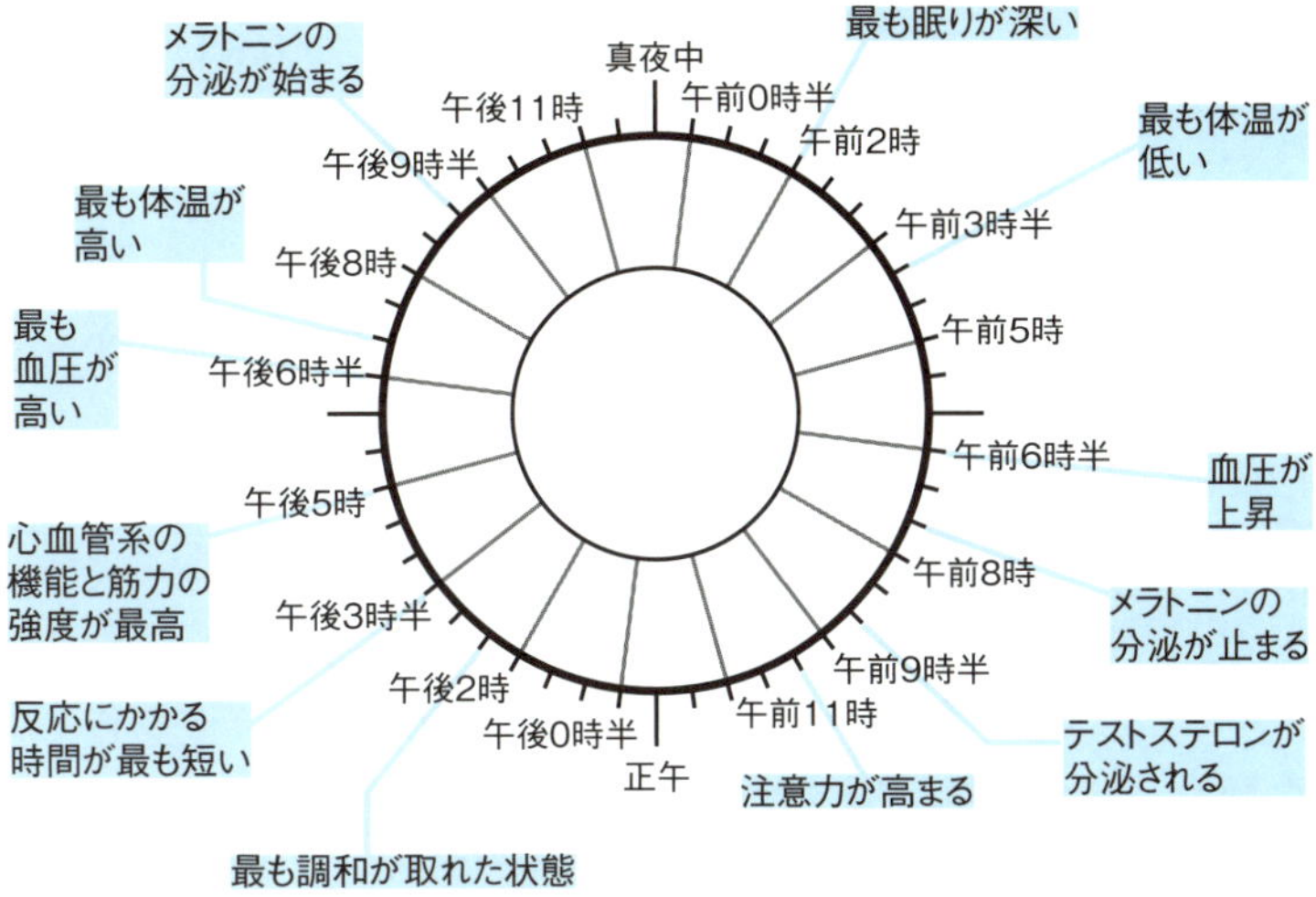

明けでも日中に眠れないといったケースがある。これは、太陽に同調して目覚めるという体内時計のリズムがあるからだ。

時間を正しく守って朝起きれば、眠気（つまり睡眠圧）のピークは夜になり、概日リズムの衝動に一致するため、理想的な時間、しっかりと眠ることができる。

夜間の最も能率的な睡眠の時間帯は午前2時から3時ごろ（この約12時間後に「午後のスランプ」というかたちで眠気が高まる時間帯がやってくる）で、その後ほどなく体温が最低ポイントに達してから日が昇り、身体は目覚めていく。

朝が近づくころには、ちょうどスイッチが切れるようにメラトニンの分泌が止まる。これは、環境が「暗」から「明」へと移行するからだ。

身体は日光を浴びると、セロトニンを分泌する。セロトニンは気分を上げる神経伝達物質であり、メラトニンの材料にもなるものだ。

体内時計を「光」でセットする

体内時計の設定に最も重要なのは光だ。

その役割として、朝の太陽の光に勝るものはない。無人島に住んで星空の下で眠れば、目覚めと同時に調整ができる。

しかし、現実の世界ではほとんどの人がインドア――家や電車の中や職場――でこの時間を過ごす。**自然光は、曇りの日でさえも、明るさという点で人工照明よりも勝っている**。目覚めたらカーテンを開け、朝食を取って太陽の下に出る準備をし、外に出よう。

ブルーライトと呼ばれる波長の光は、コンピュータやスマートフォンなど電子機器から発せられるため、評判が悪く、私たちも警戒しがちだ。

しかし、概日リズムに関していえば、**ブルーライトはそれほど「悪い」光ではなく、浴**

びるタイミングが問題なだけだ。

じつはブルーライトは太陽光にもたっぷり含まれており、日中のブルーライトは「いい光」なのだ。体内時計をセットし、メラトニンの生成を抑制し、注意力とパフォーマンスを向上させてくれる。[*3]

ところがブルーライトは、太陽が沈んだとたんに好ましくない性質だらけになる。**夜がふけても電子機器を使ったり、まぶしい光を浴びていたりすると、さまざまな問題が発生する**。

それはたとえば、クリス・イジコフスキー教授が命名した**「ジャンクスリープ」**を引き起こす。つまり、睡眠の質が極端に悪くなる。私たちの生活スタイルと便利な道具が、メラトニンの生成を抑制し、体内時計を遅らせてしまうのだ。

無人島には太陽光と暗闇しかない。人がつくった明かりは、たき火の光だけだ。この炎が発する黄色と褐色と赤色は、メラトニンの分泌の邪魔をしない。

「朝起きてすぐに家を飛び出す」はNG

どんな生活を送っていても、太陽は沈み、ふたたび昇る。人は太陽の動きと同調して活動していれば、脳が体内のさまざまな機能のスイッチをオンにするため、先ほどの概日リズムの図のような活動が起きる。**時間に多少の差はあるものの、脳と身体はこの時計に沿って活動したがる**のだ。

多くの人が体内時計を意識するのは、長時間のフライトで時差ぼけを経験したときではないだろうか。高速で移動するため、体内リズムが現地の昼夜のサイクルからずれてしまうのだ。同じことは、夜間勤務によって生活が昼夜のサイクルから外れる場合にも起きる。

日々の生活のなかで**体内時計を意識すれば、特定の時間に眠くなる理由や、寝つけないワケが理解できる**ようになる。

この知識が役に立つのは眠るときだけではない。起きている時間すべてに活用できる。

朝起きてすぐに、軽食とコーヒーを流し込んで急いで家を飛び出し、仕事に出かける人は、**本来の身体のリズムから外れた活動をしている**。

思い出してみよう。無人島にいるときは、焦《あせ》ったり急いだりしなかった。朝食を取ると、一日を始める前に、夜間は抑制されていた腸の活動に従ってトイレに行く。昼間の狩りの間には行きたくないからだ。

電車の中でも同じことだ。混み合った通勤電車に乗っているときはトイレに行けないし、自然の欲求を抑え込むのはつらい。ヨーグルトドリンクや下痢止めの薬といった、消化にまつわる商品の広告を駅のホームでよく見るのは、偶然ではないのだ。

夜「パソコン」を見た後は、しばらく起きておく

エクササイズの計画に「早朝、ジムでみっちりと体を鍛える」を入れている人は、見直したほうがいい。

早朝は血圧が最も高い時間帯だ。激しい運動で急激に血圧が上がるとどうなるか……とくに高齢の方は知っておくべきだ。BBCのアンドリュー・マーに尋ねてみればいい(彼は、脳卒中の原因はローイングマシンを使って高負荷でトレーニングしたからだと話している)。スマートウォッチを身につけて数値をチェックしてみれば、激しい運動をするのは別の時間がいいと思い直すかもしれない。

電子機器を使用するときは、身体のリズムを考えよう。

私はテクノロジーを避けてはいない(無人島にも住んでいない)。SNSは私の仕事の重要な一部だ。スマートフォンを持つことで、世界のどこからでも、隣にいる人と同じよう

に電話やメールで連絡し合うことができる。

ただし私には知識がある。深夜にノートパソコンで仕事をしたり、時差のあるクライアントの都合に合わせてビデオ通話をしたりするときに、**パソコンから発せられる人工光が自然な睡眠プロセスを阻害する**ことを知っている。

だから、まっすぐベッドに直行はしない。**ノートパソコンをしまってから、しばらく寝ずに起きている。**そうすることで、脳の松果体が効率よく働き、暗くなったことに反応してメラトニンが分泌されるようになるからだ。

つねに「無人島での生活」を基準にする

現代の生活スタイルには、体内時計に差し障る要素があまりにも多い。にもかかわらず、対策を取っている人はほとんどいない。

シフト勤務や深夜勤務を避けられない場合もあるだろう。しかし、**身体のリズムを意識して、さらなる問題を付加しない気配りをすることはできる。**誰だって、自分の身体の中で戦争を起こしたくはないはずだ。

オックスフォード大学睡眠概日神経科学研究所のラッセル・フォスター教授は、ＢＢＣ

の特別番組「体内時計の日」でこう話している。

「人間はきわめて傲慢《ごうまん》な生きものだ。40億年の進化をなげうって、人が昼夜のサイクルのもとで進化してきた事実を無視してもいいと思っている。私たちの種族は、おそらく特異なことに、時計を無視しているのだ。**長期にわたって時計に逆らうことは、重篤な健康問題につながる可能性がある**」

人工の照明が使われるようになったのは、つい最近、19世紀のことだ。コンピュータやテレビはもちろん、スマートフォンやタブレットは、人類の長い進化のプロセスから見れば、ほんの赤ちゃんにすぎない。ヒトの進化が、電化製品や電子機器の今日《こんにち》の使われ方に追いついていないのだ。

何をするときも、「無人島での生活」を頭の隅に置いてほしい。理想は、人間の生物学的プロセスに沿った生活だ。睡眠を改善するためのステップは、たとえ一つひとつが小さくても、たき火の前に座る生活に近づく一歩であるべきなのだ。

「究極の睡眠」の7つのルール❶

「体内時計」のリズムを制する

1. **外に出る！** 体内時計を人工照明ではなく、自然光でセットする。
2. **身体のリズムとその影響について知る。** 家族や友人も巻き込もう。
3. **リズムの「山」と「谷」を知る。** 身体の自然な流れを観察する。スマートウォッチなどを使って測定してみるといい。
4. **午前2〜3時を睡眠のピークにする。** 日の出のころに入眠すると、体内時計に逆らうことになる。
5. **朝はゆっくりと始めよう。** 最初から飛ばし過ぎると、身体が混乱する。睡眠の質のよしあしは、目覚めた時点からの行動にかかっている。
6. **夜、ブルーライトを見ない。** 夜はできるだけ赤色や黄色の照明を使おう。キャンドルの明かりもおすすめだ。
7. **無人島でたき火を囲んでいる自分を思い浮かべる。** いまの自分がこれに反するどんなことをしているかを考え、改善する方法を探る。概日リズムの図に沿った生活をするために、いまの生活パターンを簡単なところから変える計画を立てよう。

第2章

「クロノタイプ」をフルに生かす

そもそも「朝型」か「夜型」か？

夜もふけてきた。サッカースタジアムの芝から立ちのぼる蒸気が、投光照明に照らされている。ワールドカップの準決勝。観客は熱狂している。最後のシュートが、優勢のチームによって放たれたが、がむしゃらにゴール外にクリアされ、そこで延長戦の終了を告げるホイッスルが鳴った。恐怖のＰＫ戦だ。

さて、チームの監督はあなただ。蹴る選手を選ばなければならない。

４人まではたやすく選べたが、５人目が難しい。ほぼ互角の能力を持つ選手が２人いるのだ。選手Ａは、今夜は絶好調とはいえない。**試合が進むにつれて調子が落ちている**。しかしプロ意識が高いベテランであり、十分すぎる努力を重ねている。くたくたに疲れて見えるが、なにせ長時間におよぶ夜の試合だ。

選手Ｂは調子がよく、２時間激しいサッカーをしているわりに、元気で動きが敏捷《びんしょう》だ。

だが、あなたはこの選手に少し手を焼いている。規律を守らないからだ。**しょっちゅう朝のトレーニングに遅刻し、ようやく到着しても、まるで夢遊病者のような動き**なのだ。全世界が見つめるPKの緊張とプレッシャーで、おかしくならないだろうか。

目の前の状況を見る限りBが正しい選択に思えるが、頭は「Aを選ぶべき」と言っている。

決め手を欠いたまま、あなたは選手Aを選んだ。勝つためには、絶対に得点を入れなければならない。選手Aはボールに向かって走り、力強く蹴った。

……ボールは大きくゴールをそれた。試合終了だ。

自分の「クロノタイプ」を知る

その昔、睡眠へのアプローチが見直され始めるよりはるかに以前は、「フクロウ型」と「ヒバリ型」という2つのタイプ分けをしたものだが、現代では「自分のクロノタイプを知っていますか?」という尋ね方をする。

クロノタイプとは、その人の睡眠タイプのこと。いわゆる「朝型」「夜型」の分類だ。

これにより決まるのは起床時刻と就寝時刻だけではない。第1章の概日リズムの表に書かれた機能をあなたの身体が実行したがる時間帯がわかるのだ。
あなたが朝型なら体内時計はこの表よりもやや早く、夜型なら体内時計は遅めに移行する。

クロノタイプは遺伝形質だ。私はたいてい、その人のタイプをずばり言い当てられる。

あなたは夜ふかしが好きで寝るのが遅いだろうか？ 朝、仕事に出かけるために起きるのに、目覚ましが必要？ 昼寝が好き？ 朝食を抜かすことが多い？ 休日は遅くまで寝ている？ そんな人は、夜型だ。

朝型は、自然に目が覚め、朝食を楽しみ、朝が大好きな人だ。起きるのにアラームを必要とせず、日中に疲れを感じにくく、早めに就寝する。

タイプによる差は、通常は最大でも2、3時間。5時間や6時間もの差があるわけではない。自然に昼まで寝ていられるという人は非常にまれだ。たとえカーテンを閉めてベッドにもぐっていても、脳は太陽が出ているのを察知して、起きたいと要求するものだ。

ほとんどの人は、なんとなく自分のタイプを把握《はあく》しているはずだが、不確かな人は、「ミュンヘンクロノタイプ質問紙」[*1]でタイプ診断をしてみよう（日本語版もネットで探せる）。

たいていの子どもは朝型だ。朝早く起きて、大人よりもずいぶん早く寝る。思春期に達すると体内時計が切り替わって、大幅に遅れる。夜は遅く就寝し、朝は遅くまで寝ていたがる。

ティーンエイジャーは「寝起きが悪い」とよくいわれるが、彼らはたんに、身体が欲するとおりに動いているだけなのだ。体内時計の夜型化がピークに達する20歳前後を過ぎると睡眠のリズムがもともとの遺伝タイプに戻り、年を取るにつれて今度は体内時計が少しずつ朝型化していく。[*2]

誰もがむりやり「中間型」の生活を送っている

クロノタイプには第3のタイプがある。「中間型」だ。遺伝子的にここに属する人が多いのも事実だが、それとは関係なく、現代人のほぼ全員が「中間型」の時間に沿った生活を送らされている。

あらゆる娯楽――ディナー、飲み会、レイトショー、連続ドラマのDVD（「あと一話見てから寝よう」）――が手に入るのに、夜ふかしを夜型の人だけが楽しむなんてフェアじゃない。

夜型の人は夜型の人で、遺伝子的には朝寝坊をしたいだろうが、朝9時には始業だ。だから、本来のクロノタイプに蓋をして、アラームと過剰な刺激を使って乗り切っている。

カフェインと砂糖の助けで、メンタルとフィジカルを度が過ぎるほど働かせながら。

ではなぜ、自分のクロノタイプを知るのが大切なのか？

もし、あなたがやりたいように自由に生活できるなら――起床時刻と就寝時刻を自分で選び、自然に目覚めて自分のしたい時間に仕事を始められる人は――大きな問題はない。

しかし残念なことに、ほとんどの職場環境はそうではない。朝型の人も夜型の人も午前9時から仕事をし、サッカー選手は午前中にトレーニングを行う。

とくに困るのは夜型の人だ。日常的に、自分の体内時計とは違うタイムゾーンで活動しなければならない。いわば毎日が「社会的な時差ぼけ」の状態だ。

早い時間に自然に目覚める朝型の人は、疲れが出るのが早く、就寝時刻も早い。

このタイプの人は、午前2〜3時の睡眠のピーク時間に深く眠ってしっかり回復し、目覚めの時間が近づくにつれて眠りが浅くなる。だから、たいていはアラームを使わずに起床できる。

一方の夜型は、夜遅くまで頑張れるが、朝はしばしば、アラームが睡眠の初期の段階で鳴ってしまう（そして、何度もスヌーズボタンを押すことになる）。そして午前中はひたすら遅れを取り戻すことに時間を費やすため、カフェインに頼りがちになる。

「コーヒー」は取りすぎると効かなくなる

カフェインは、世界で最も一般的な「パフォーマンス向上ドラッグ」だ。疲労を撃退し、**「注意力」「反応速度」「集中力」「持続力」に有益な効果が証明された、精神に作用する神経興奮剤である**。[*3]

スポーツ、とりわけ自転車競技ではカフェインが活用されている。**カフェインは合法的で安全かつ、パフォーマンス向上に効果的な興奮剤だ**。

ただし使用については管理されている。各選手に適した量を、戦略に合った時間に与え(耐久レースの場合はラストスパートよりもスタート寄りの時刻に与える)、選手が朝食時にエスプレッソのダブルを飲んでいれば、そのことも計算に入れる。

どんなレベルの自転車愛好家にもコーヒーを摂取する文化があるが、プロフェッショナルのサイクリストは、自分が飲むブランドのカフェイン量を把握するようしっかり教育を受けている。

プロのトライアスロン選手サラ・ピアンピアーノは、**普段の生活ではまったくカフェイン飲料を飲まない**。カフェインを使うのは試合のときのみ、適量のカフェイン入りのスポーツゼリーというかたちで、試合前とレース中のさまざまなステージで摂取している。

私はこれまで、自転車以外のスポーツの選手のなかで、家でコーヒーを飲み、カフェインのサプリメントを摂取し、トレーニング中に特別に輸入したカフェインガムをかむ、という例をいくつか見てきたが、**量を規制せずに摂取すると、悪影響を受けることになる**。

カフェインの大量摂取は、興奮や不安を招く。血流にカフェインが入ると、寝つきが悪くなり、眠りが持続しにくくなる。習慣性のあるドラッグなので、日常的に大量摂取していると**耐性ができ、望み通りの効果を出すために、より多くの摂取が必要になる**。

いったん過剰な刺激が普通になると、自分では最高のパフォーマンスをしているつもりでも、実際には違ってくる。むしろ、**いいパフォーマンスを発揮できる状態に到達するために、つねにカフェインを使用しなくてはいけなくなる**。

複数の研究から、カフェインがスポーツ選手に最も有益なのは、体重１キロあたり３〜６ミリグラムという「ほどほどの量」であることがわかっている。[*4]

イギリスの食品基準庁は平均的な人に一日上限４００ミリグラムのカフェイン摂取を推奨している。

ちなみに**スターバックスのグランデサイズのコーヒーに含まれるカフェイン量は３３０ミリグラム**。同チェーン店のエスプレッソ・シングルには75ミリグラムのカフェインが含まれており、家庭で淹《い》れたコーヒーには最大で1杯200ミリグラムが含まれている。

タイミングを狙って「カフェイン」をとる

さらに、カフェインの半減期（成分の血中濃度が半減するまでにかかる時間）は最長6時間。あなたが思っているよりもかなり長い時間、体内に残る。

夜しっかり眠るために遅い時間にカフェインを飲まないと決めていても、すでにスターバックスのグランデや職場のコーヒーマシンで1杯、または紅茶を2杯（紅茶は1杯で25〜100ミリグラムのカフェインを含む）、さらにランチのときにコーラを1缶（カフェイン305ミリグラム）飲んでいるなら、**それだけで「ほどほどの量」を超えている。**

加えて、チョコレートや鎮痛剤などを、カフェインが含まれていると知らずに摂取してはいないだろうか。ちなみに、コーヒー店の「デカフェ」のコーヒーは完全にカフェインゼロではない。

あなたが日々、何も考えずにカフェインの刺激を過剰に浴びているとしたら、**そのカフェインの使い方はアスリートたちの使い方とは異なる。**特別なイベントのためではなく、習慣的に摂取しているからだ。

「美味しいコーヒーを飲みたくても我慢しなさい」と言うつもりはない。サイクルウェアを着たサイクリストたちが、あちこちのカフェのテラスでエスプレッソをすすっているのが、その証拠だ。

私は、摂取量を把握して、戦略的に使うことを提案したい。冴えた頭でのぞみたい会議や、**集中力を最大限にして挑みたい仕事があるなら、カフェインはそのときまで取っておこう。**カフェインを、「パフォーマンス可能な状態まで自分を引き上げる」ためではなく、「パフォーマンスの最大化」に利用するのだ。

職場の席は「窓からの位置」で考える

太陽光は、制御しにくいカフェイン習慣よりも効率的なツールだ。夜型のあなたが、朝型の人との体内時計の差を取り戻したいなら、必ず朝の太陽の光を浴びよう。寝室で日の出を体感できる「光目覚まし時計」がおすすめだ。さらに、「カーテンを開ける」「外に出る」などしよう。

夜型には耳が痛い提案だが、**週末に朝寝坊をするのはやめたほうがいい。**

平日、仕事の要求に体内時計を合わせ続けたのちに週末に一気にゆるめると、体内時計が本来の遅めの状態に戻ってしまい、月曜日に一からやりなおすはめになる。すると、「社会的時差ぼけ」の症状がますます悪化することになる。

企業や職場は、クロノタイプの影響をもっと深刻に考えるべきだ。たとえば、序列順に年長の社員を窓側のデスクに配置する代わりに、**窓側の席を、午前中は朝が苦手な夜型の人に、午後は朝型の人に割り当てる**。あるいは**照明を昼光色のものに変える**ことで、朝型タイプにも夜型タイプにも、日中の苦手な時間帯を克服させて生産性のアップをうながす、など。これはとりわけ、日照が少なくなる冬季には効果が高い。

私が指導を行ったサッカークラブでは、トレーニンググラウンドの更衣室に昼光ランプを設置した。選手たちは気づいていない（彼らにとっては、ただの照明だ）が、これは非常に効果的で、職場の会議室にも使える工夫だ。

「朝型」と「夜型」が一緒に住むなら？

夜型であることも、悪いことばかりではない。ナイトライフに関して生まれつき有利なだけでなく、夜間勤務でも強みを発揮できる。朝型の看護師が病院の夜勤をする場合、夜型の同僚と肩を並べるためには、「昼光色の照明とカフェイン」が必要になるはずだ。**どちらのクロノタイプであれ、自分が置かれた環境に調和することが何よりも大切だ**。

無人島のたき火生活をふたたび想像してみよう。あなたが夜型、私が朝型だとする。それぞれの体内時計が本来のリズムに戻るにつれて、私たちは調和しながら生活することを学んでいくだろう。

夜型のあなたが夜遅くまで起きて火の番をし、朝に備えてキャンプの片づけをする。その間に朝型の私は入眠して、朝はあなたより1、2時間早く起きてふたたび火を熾こし、朝食をつくってその日の準備をする、というように。

さて、**現実世界に戻って、これを応用して日常生活に役立ててみよう**。

朝型の男性が夜型の女性と一緒に暮らすとしよう。二人とも、家を出るのは朝8時半。男性は6時半に起き、女性は8時に起きる。男性は毎朝起きるたびにパートナーの眠りをさまたげている。女性はそのたびに寝直し、それで大丈夫と思っているが、**実際には覚醒と眠りのはざまで睡眠が不安定になってしまっている**。

そこで、互いに歩み寄ることにすればどうなるか？　二人で一緒に7時に起きるのだ。夜型の女性にとってこの変更は大きいので、朝型の男性が朝食を準備して、夜型の女性にはしばらく座って太陽光を浴びる時間を与え、体内時計をリセットして自然に目覚められるようサポートをする。

ちょっと調整が必要だが、これによりカップルがもっと調和して生活できるようになる。**夜になれば、今度は夜型が朝型を助ける番だ。**朝型の男性の疲れが出たころに、夜型の女性が夕食の準備や後片付けを引き受けられたら理想的だ。

苦戦している仕事を「違う時間」にまわす

朝型の人は、朝がいちばん調子がいいと知ったうえで、これを生かした一日のプランを立てよう。たとえば、担当する業務に会社のSNSアカウントの管理、帳簿の記入、それからさまざまな通信・コミュニケーションなどがあったとして、その他に、郵便局に郵送物を持ち込んだりファイリングをしたりといったやや単調な雑務も必要だとしよう。

ある程度自分の裁量で仕事の順序を決められるなら、午前中にツイッターやプレスリリースなど注意力が必要とされるものをすべて終わらせ、午後の時間に郵便局に行ったりファイリングを行うといったかたちで、**意識して取りかかる時間を調整するといい。**

もちろん、日常業務には時間の融通がきかないことも多い。

プレスリリース作成のような頭を使う仕事が午後急に入って、即座に取りかからなければばならないこともある。

でも、「いつまでも終わらないのはなぜだろう」と悩みながら午後の長時間をかけて作業するのではなく、可能なときは、ちょっと手を止めて考えてみよう。**「いま悪戦苦闘している業務を、朝に回せないだろうか」**と。

朝なら、もっと元気で頭が冴えている状態で取りかかれるはずだ。

「得意な時間帯」を利用して成果を上げる

夜型にも同じ考え方があてはまる。私は、指導をしているチームの選手全員のクロノタイプを把握しているが、このことは、選手にもコーチにも大いに役立っている。

この章の冒頭に書いた選手Aは朝型、選手Bは夜型だが、監督はそれを知らなかった。もし私がこのチームの指導を行っていれば、**タイプを見極めたうえで選手Bとじっくり話をする**。そうすることで、なぜ朝ベッドから出るのがつらいのか、なぜ光目覚まし時計が必要なのか、なぜ朝のトレーニングに身が入らないのか、その理由が選手自身にも明らかになる。そのうえで私のほうから、いくつかの対処法をアドバイスできるだろう。

監督のほうも、選手Bがたんに時間にルーズなのではないと理解できる。**選手Bは体質**

的に朝のトレーニングに向いておらず、午後のほうが適しているのだ。

朝型と夜型のトレーニング時間をずらすまではしなくても、調整が必要だという認識ができれば、選手のトレーニングをすべて午前中にまとめてはダメだとわかる。

選手の生まれつきの体質に反した流れを押しつけ続けると、ちょっとしたケガの回復が遅れたり、大切な試合の大切な場面でへまをやらかしたりといった弊害が出てきてもおかしくない。

監督は、選手の睡眠のタイプを采配に生かすことができる。たとえば、ワールドカップの夏の夜ふけのＰＫ戦。

朝型体質を封印して夜の試合を戦っている選手Aと、スキルが同等の夜型の選手Bでは、どちらを選ぶか、答えは明らかだ。

夜は夜型の選手Ｂのほうが敏捷に動け、本領を発揮できる。キックは、彼が蹴るべきだったのだ。

「究極の睡眠」の7つのルール❷

「クロノタイプ」をフルに生かす

1. **自分のクロノタイプを知る。**それを親しい友人や家族に理解してもらう。わからない場合は「ミュンヘンクロノタイプ質問紙」を使って診断する。

2. **ベストの状態のときに重要な活動をする。**自分がベストの状態のときを知り、一日の予定を調節する。

3. **カフェインを効果的に利用する。**カフェイン摂取は習慣にしない。パフォーマンスを上げる戦略として利用する。一日400ミリグラム以内に抑えよう。

4. **週末に「朝寝坊」をしない。**夜型の人は、週末ゆっくり寝がちだが、平日の「社会的時差ぼけ」を防ぐために、休みの日も朝寝坊をしない。

5. **会議室、オフィス、デスクの照明を昼光色のものにする。**注意力と生産性がアップし、職場の雰囲気がよくなる。

6. **自分が「力を入れるとき」と「ベンチに下がるとき」を把握する。**朝型タイプは、夜ふけの試合でペナルティキックを蹴る役を希望しないこと。

7. **パートナーと協力し合う。**クロノタイプが違うパートナーとは、生活を調和させる工夫をする。

第3章

「時間」より「サイクル」で眠る
睡眠は「90分」のゲーム

目を覚ますと、暗闇の中にいる。「何時間寝たかな?」と考える。

起き上がってトイレに行き、**スマートフォンをチェックする——3:07**。

まあいい、ベッドにいられる時間はたっぷり残っている。いまから寝直したとして、7時半にアラームが鳴るまでに合計8時間の睡眠が取れる。予定通りだ。

明日は大切な日で、仕事が山ほどある。寝ているうちに、すっきりと回復したい。そのためには8時間の睡眠が必要だ。

しばらくごろごろする。さらにもうしばらく。**時計をチェック——3:33**。

まだ大丈夫。時間は十分残っている。午前10時に例の会議があるから、すっきり回復しておかなくては。

「会議はどうなるかな」と自問して、少し心がざわざわする。両肩が知らず知らずのうちに固まってきた。横向きに寝そべるのはやめて、あお向けになって両手を頭の下で組んでみる。考えごとをするにはこっちのほうがいい姿勢だ。

もう一度時間をチェックする――3：56。

午前4時に近づいてきた。大切な日なのに、夜の丸1時間が失われつつある。貴重な時間が、なんてことだ。

最後に覚えている悔しい数字は――5：53。

その後、7時半のアラームで飛び起きた。のどが渇き、目の奥がずきずきと痛む。睡眠時間は8時間に到底とどかない。まずいぞ、今日をどうやって乗り切ればいい？

「8時間睡眠がベスト」はウソ

理想の睡眠時間を「1から10」の間の数字で答えなさいと言われたら、睡眠関連の本を読んでいる人は、たいていは「8」と答える。毎晩8時間の睡眠を取るのが理想だと言われて久しいが、この「睡眠の知恵」もまた、万人向けの数字ではないことを知ってほしい。

「一晩に8時間の睡眠」は、比較的最近生まれた考え方であることをご存じだろうか。

睡眠を複数に分けて取る方法については後に説明するとして、とりあえずいまお伝えしておきたいのは、19世紀の産業革命と人工照明の導入までは、**夜間に8時間まとめて睡眠を取るという考え方は存在しなかった**ということだ。だから、8時間の睡眠を確保する心配なんて、なおさらあり得ないことだった。

8時間というのは、一晩に人間が取る平均的な睡眠時間のことだ。これがいつのまにか、万人にとっての推奨時間になってしまったらしい。

そして、この量を取らなければというプレッシャーのせいで、**各人が本当に必要とする睡眠量を得ることがかえって阻害されてしまっている**。

「万人にとっての正しい数字」という考え方は、睡眠以外の生活まわりには適用されない。

たとえばカロリー摂取量については男女別の基準があり、その上で、筋肉トレーニングの熱狂的な愛好者と、ほとんど座ったままの生活スタイルの人の違いも考慮される。砂糖や塩などは一日の消費量に上限のガイドラインが定められており、それを超えなければ大丈夫とされている**「一日のエクササイズ」の明確な規定時間はない**（通常は、推奨時間よりも多ければよしとされる）。

どういうわけか睡眠だけが、万人向けの〝知恵〟をそのまま受け入れているのだ。

必要な睡眠時間は「変化」する

実際のところ、人には個体差がある。マーガレット・サッチャーやマリッサ・メイヤーは、毎晩4時間から6時間の睡眠で英国首相やヤフー！CEOを務めていたし、テニス界のレジェンド、ロジャー・フェデラーや世界最速の男、ウサイン・ボルトは、一晩に10時間の睡眠が必要だと話している。

こういった極端な例があることに加えて、必要な睡眠時間は人生のステージによって変化する。**人は幼児期から思春期には、成人よりもはるかに多くの睡眠時間が必要とされる。**米国立睡眠財団の調べでは、平均的なティーンエイジャー（14～17歳）に必要な睡眠時間は、8～10時間。平均的な成人は7～9時間だ。

必要な睡眠時間が8時間以下の人が、無理に8時間眠ろうとして、**疲れてもいないときにベッドに入って目を覚ましたまま横になっているのは、時間の無駄**だ。

夜中に目を覚まして時計を眺め、8時間の睡眠が取れるまでの残り時間を心配して計算し、そわそわと寝返りをうち、十分な睡眠時間を取ろうと意識するのも同じ。**横になって、貴重な時間をただ無駄づかいしている**のだ。

夜間勤務者、航空機乗務員、金融トレーダー、長距離トラック運転手といった職種の人は、「一晩で8時間」の睡眠を取っていない。

私が関わっているスポーツ選手たちも、一晩8時間の睡眠を取っていないが、その理由は、時間が足りないことだけではない。睡眠を時間単位ではなく、サイクル単位でとらえているからだ。

睡眠は「4つのサイクル」でとらえる

私の提唱する「R90アプローチ」とは、「90分で回復《リカバリー》する方法」という意味だ。「90」という数字は、私が1から100の間から適当に選んだのではない。90分は睡眠の1サイクルを構成する各ステージをめぐるのにかかる時間の長さだ。

睡眠の1サイクルは4つ（ときには5つ）のステージから構成され、**1サイクルを終えるまでの過程は「階段を下りるようなもの」**と考えるとわかりやすい。夜に電気を消してベッドに入るとき、あなたは階段の最上段にいる。階段の一番下は「深い睡眠」、到達したい目的地だ。

階段の最上段：まどろみ——ノンレム睡眠のステージ1

あなたは階段の最初の数段を、ゆっくりと降りていく。数分間は、覚醒と眠りの間をうろうろうろうしている。「自分が高所から落ちている感じがして突然はっと目が覚める」という現象は、このステージで起きる。

落ちること自体はただの錯覚でも、これが起きると、眠りのプロセスとしては最上段に舞い戻ってふたたび降りていくことになる。このステージにいるときは、**ドアが開く音、外の通りから聞こえる声など、わずかなことで階段のてっぺんまで引き戻される**——しかし、このステージを首尾よく切り抜ければ、さらに下へと降りてゆける。

階段の真ん中：浅い眠り——ノンレム睡眠のステージ2

浅い眠りでは、心拍が遅くなり、体温が下がる。このステージでも、名前を大声で呼ばれたり、母親の場合は赤ちゃんが泣いたりすると（女性は赤ちゃんの泣き声に敏感に反応するよう生まれついている）、階段のいちばん上に引き戻される可能性がある。

睡眠においてこのステージは最も長い時間を占めているため、ときにこのステージがとても長い階段のように感じられることもあるだろう（とりわけ、浅い眠りから先に進みにくい人は）。

しかし、このステージの時間は無駄ではなく、バランスの取れたサイクルの一部である。このステージは、情報の統合と運動技能パフォーマンスの向上に関連しており[1]、さらに階段を降りると、極上の状態に移行していくことができる。

階段のいちばん下：深い眠り――ノンレム睡眠のステージ3（と4）

おめでとう。階段のいちばん下に到着だ。ここまで来た人を起こすのはかなりの努力がいる。揺さぶってもすぐには起きない状態だ。**不幸にもこのときに起こされる側になれば、頭がぼんやりし、うろたえることだろう**。

このぼうっとした状態を「睡眠慣性」と呼ぶのだが、実際に経験したことがある人は、深い眠りのパワーと睡眠慣性の影響を思い知ることだろう。夢遊病者はこのステージにいる。

脳は、深い眠りに入っているときにデルタ波を出す。最も脳波が遅い状態だ（起きているときは、最も脳波が速いベータ波になる）。睡眠時は、このステージにできるだけ長い時間滞在するのが望ましい。

というのも、**このステージでの睡眠は、成長ホルモンの分泌が増えるといった身体的な回復の恩恵が大きい**からだ。[2]

成長ホルモンといえば、スポーツ界で運動能力を促進する禁止薬物に指定されているのをご存じの方もいるだろう。人間の身体はこれを自然に生産する。そして、**その効果は絶大**だ。

アメリカの臨床心理士で睡眠の専門家であるマイケル・J・ブルースはこれを「新しい細胞を育て、組織を修復し、日々消耗する身体を回復させるために定期的に必要であり、（肉体的にだけでなく気分的にも）**若返りに欠かせない主成分**」と説明する。できれば夜全体の20パーセント前後を、この深い眠りの底で過ごしたいものだ。

階段の上まで戻ってまた下へ：ヘルター・スケルター——レム睡眠

ビートルズの曲「ヘルター・スケルター」では、すべり台のてっぺんまで戻って、そこで立ち止まり、回って、もうひとすべりする。このステージの眠りは、それに似ていなくもない。

階段を戻って浅い眠りの領域にしばらくとどまり、レム睡眠に到達する。レム睡眠という言葉は聞いたことがあるだろう。レムとは、「眼球高速運動《ラピド・アイ・ムーブメント》」のことだ。

このステージのとき、私たちの心に翼が生える。夢のほとんどはこのステージで見ており、身体は一時的に麻痺《まひ》する。

また、**レム睡眠は創造的な能力の強化に役立つ**と考えられている。[*3]

いったん階段の上まで戻って、立ち止まり、回って、必要なだけ少しずつ降りてきて、いちばん下に到着する。このステージでも眠りの20パーセント前後の時間を過ごすのが望ましい。乳児は眠りの半分以上をこのステージで過ごす。

レム睡眠が終わると覚醒するが、たいていの場合は覚醒したことを覚えていない。そして、次のサイクルが始まる。

睡眠を「取り返す」ことはできない

夜間の眠りでは、このサイクルを数回繰り返すが、それぞれのサイクル内の配分は同じではない。眠りはじめのサイクルでは、「深い眠り」の割合が高くなる。これは、身体が最優先で深い眠りを得ようとするからだ。

そして、終わりのほうのサイクルではレム睡眠の割合が高くなる。ただし、睡眠時間が足りていないときは、初めのほうのサイクルでのレム睡眠の割合が高くなる。このことからも、レム睡眠がいかに重要かがわかる。[*4]

つまり、**「睡眠を取り返す」ために早めにベッドに入ったり遅くまで寝たりするのは時**

間の無駄なのだ。睡眠は、いったん失われると取り返すことができない。しかし私たちの身体は、勝手に自分のリズムを調整してくれる。

理想は夜、サイクルからサイクルへとなめらかに移行していき、「睡眠－覚醒－睡眠－覚醒」を繰り返し……徐々に深い眠りの割合を少なく、レム睡眠の割合を多くしながら、最終的に朝になると目覚める、という流れだ。

これが、正しい質の眠りを得るカギとなる。「浅い眠り」「深い眠り」「レム睡眠」のすべてが入ったサイクルの連続を、なめらかなひと続きの睡眠として取ることが重要なのだ。

しかし、さまざまな障害が安眠の邪魔をする。騒音、年齢、ストレス、投薬、カフェイン、パートナーの足が当たる、といった邪魔に加えて、口呼吸、いびき、睡眠時無呼吸、気温、尿意などによって、階段の最上段まで引き戻される可能性がつねにある。そうして、浅い眠りのステージにとどまる時間が長すぎたり、ひとつのサイクルが完結しなかったり、ということが起きる。

その連鎖反応は、日中の倦怠感から致命的な結果まで、さまざまなかたちであらわれる。突然、日中の思わぬときに、たとえば車の運転中や機械の操作中にマイクロスリープ〔数分の1秒～30秒程度、睡眠状態になること〕に陥《おちい》る危険もある。

あなたがもし、浅い眠りからなかなか先に進めていないのであれば、たとえ何時間眠っていようと、睡眠の恩恵を十分に受けられていない。だがR90アプローチを使えば、すべての障害を克服できる。まずは朝の「目覚まし」から、戦いは始まる。

「起床時刻」を変えてはいけない

現代の生活は「柔軟さ」がキーになっている。夜ふかしをして、週末を楽しみ、旅行に出かける……生活リズムを乱すために散財しているかのようだ。

では、ここで質問。

仕事の後にお酒数杯と食事を楽しんだ人は、睡眠を少し多めに取るために翌朝のアラームを遅めにセットするのが正解だろうか？

休みの日には、アラームをかけないのがベストの選択だろうか？

答えはノーだ。**回復の質を高めたいなら、「起床時刻を定めること」が、自分の裁量で行える最も強力な方法のひとつだ**。

私たちの身体は、同じ時間に起きるのが大好きだ。身体に備わっている概日《がいじつ》リズムは、日の出と日没に沿って機能している。私たちの心も、これが大好きだ。起床時刻を一定にすることで、それ以外の生活を柔軟に営むことに自信が持てるからだ。

では、起床時刻を決めてみよう。

多少は考える必要があるが、難しくはない。その時刻は、たんにあなたが起きるべき時刻だからだ。

おすすめは、過去2、3か月の生活を、仕事とプライベートの両方から振り返ってみて、起きるべき「最も早い時刻」を考えること。毎日実行することが可能で、特別な機会(早朝の飛行機に乗るなど)を除いては、それ以上早く起きる必要が生じない時刻。

たとえば会議がある日は7時に起きなければ間に合わない、という人は、7時半を選ばずに7時を選ぼう。ここで決めた起床時刻は週末も守ることになるので、休日に朝寝坊することを前提にして、非現実的な設定をするのはやめよう。

決めるときは、自分のクロノタイプも考慮に入れる。夜型の人は、必要以上に早過ぎる時刻を選ばないようにしつつも、日の出から離れた時刻にし過ぎないように意識すること。日の出から離れれば離れるほど、概日リズムから逸れてしまうからだ。

夜型の人で、仕事のために毎日自分の本来のリズムに合わない早い時刻に起きている人は、決まった起床時刻を守ることが日々の体内時計をリセットするためにとくに重要になる。これによって、朝型の人と同様に生活リズムを整えることができるからだ。

最低でも「出社の90分前」には起きる

自分が起きるべき最も早い時刻を見つけたら、それを起床時刻に設定する。理想的には、**起床時刻は、職場や大学に到着する時刻の最低90分前には設定したい**。目覚めた後の準備の時間を十分に取るためだ。

おそらく初めは、起きるためにアラームを使うことになる。しかし、そのうち身体と心が、この時刻に起きることに慣れてくる。**ほどなく、アラームよりも先に目を覚まし、鳴る前に止めるようになるだろう**。

起床時刻が決まれば、そこから90分刻みでさかのぼり、就寝時刻を設定する。平均的な人は、やはり8時間程度に狙いを定めることになる。**これは一晩に5サイクル（7時間半）に等しい計算だ**。午前7時半を起床時刻に設定するなら、午前0時に就寝だ。きちんとサイクルを取るためには就寝時刻の15分ほど前（もしくは、あなたが眠りに落ちるのに必要な時間だけ前）からベッドの上で眠る態勢に入っているべきだ。

指導を始めたばかりのアスリートに、前日の夜、何時間眠りましたか、とたずねると、あいまいな答えが返ってくることが多い。

「ええと、7、8時間でしょうか」

アスリートである彼らもまた、一般のほとんどの人と同じように、睡眠にでたらめなアプローチをしているのだ。

「23時ごろに寝たと思います。一度トイレに起きたんですが、それは朝の7時ごろで、その後7時半に起床しました」

その前日は？　もう覚えていない。

起床時刻を一定にすることで、行き当たりばったりの時間に眠ることが避けられる。ここにルーチンを仕込むことで、自分の睡眠量について自信が持てるようになる。

「就寝時刻」は変えていい

しばらくアドバイスを続けたアスリートに睡眠時間をたずねると、ためらいなくこんな答えが返ってくる。

「昨晩は5サイクルです」

これを毎日続けて1週間に35サイクル（5サイクル×7日）取れたら、申し分ない。完壁だ。

しかし、たいていそうはいかない。サッカー選手にはナイトゲームがある。私たちだって、帰宅する電車が遅れたり、遅い時間の会食があったり、読書が止まらなくなったり、旧友から電話がかかってきたり、なにかしら用事が入るものだ。

だから、ベッドに入る時間を心配せずに、生活を楽しみ、仕事をがんばるために、睡眠の調整にも柔軟性を持たせよう。就寝時刻は決めないでいい。**起床時刻は毎日そろえるが、ベッドに入る時刻は90分単位で考える**。ただし、「理想の就寝時刻」より前に眠ってはいけない。前にも書いたように、失われた睡眠は後から補えるわけではないからだ。

帰宅が少し遅くなり、午前7時半起床からさかのぼって5サイクルの午前0時に睡眠状態に入れない場合は、午前1時半に眠ればいい。つまり4サイクルの6時間睡眠だ。

もっと遅くなったときは午前3時に入眠を目指すことになるが、これでは3サイクルと少ないので、自分に無理をさせていることを自覚しよう。

このように、あなたも、私が指導を行っている男女のアスリートと同じように睡眠を「サイクル」でとらえてみよう。

アスリートたちは「90分をワンセット」という考え方が大好きだ。**測定しやすく、達成しやすい**からだ。

7時半に起床する場合の就寝時刻

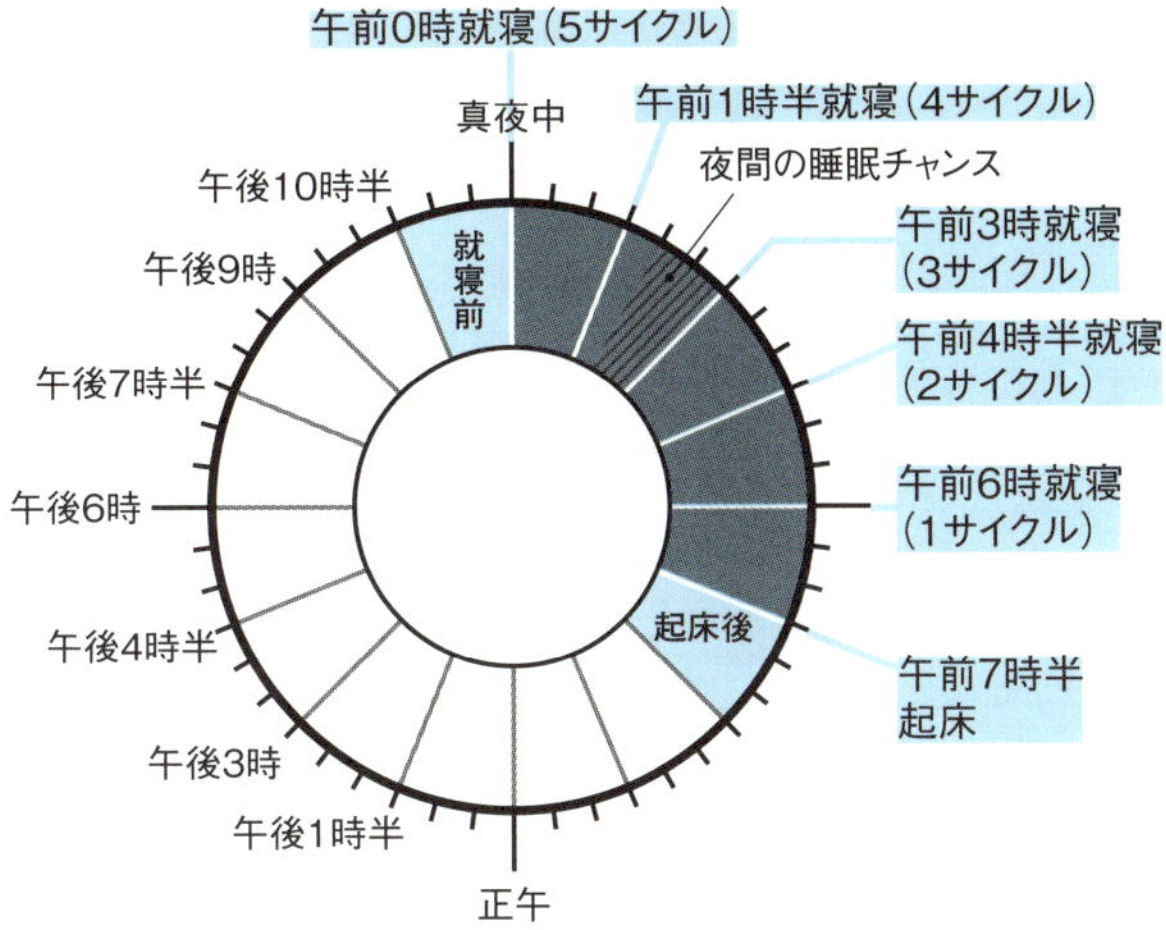

とりわけサッカー選手たちは、試合時間と同じなので気に入っている。彼らは、試合やイベントなどで遅くなるとき、自分でサイクル数を調整できると知っている。睡眠に振り回されることなく、自分の回復を自分でコントロールしているのだ。

「週単位」で考える

眠ることによって身体に必要なものを取り込もうというときに、多くの人は、「眠りを心配する」という壁に直面する。疲れていないときや準備ができていないときにベッドに入るのは、数々の問題を引き起こすだけであり、真夜中に目が覚めてストレスがかかると、寝直すのもひと苦労だ。**いったん心配ごとが気にかかり始めると、アドレナリンやコルチゾールなどのストレスホルモンが分泌され、さらに頭が冴えてしまう**。

普段は睡眠の悩みがない人でも、「安眠できない夜」がときどきやってくる。プレッシャーやストレスが原因のこともある。これは「週に1度だけ」とか、「月に2、3回」そうなるという人が多いようだ。

私は睡眠を「1晩に何時間」ではなく、「1週間に何サイクル」という単位でとらえている。すると、7日のうち1日くらい安眠できないことも、それほど悪くないように思えてくる。「1晩に8時間眠れた／眠れなかった」の二択ではないと考えると、たちどころにプレッシャーが消えてなくなる。

すべては今夜だけにかかっているのではない。1晩に5サイクルが必要な人は、「1週間に計35サイクル」が理想だと考えればいいのだ。

私は、指導するクライアントの予定を一緒に確認して、睡眠サイクルをいかに実現させるかについてアドバイスを行う。そのとき、**1週間の予定を見たうえで、問題が発生しそうなエリアをマークする**。

たとえば、あるサッカー選手には、週の真ん中にあるチャンピオンズリーグのアウェイでのナイトゲームが問題になることを指摘した。試合の終了は午後10時近くになり、その後はプレスインタビューがある。加えて、アドレナリンの分泌や移動も考慮に入れる。この日の晩は5サイクルを確保するのは無理なので、どのように補完するかを探るのだ。

注意点として、**5サイクル未満を3晩続けることはなるべく避けること**。少ないサイクルが1晩もしくは2晩続いたら、翌日は理想的なサイクルに戻すのだ。**1週間のうち4日以上、理想のサイクルを組み込めたら合格だ**。

何より大切なのは、自分自身が睡眠量を把握することだ。そうすれば、無理をしているかどうかが、目に見えてわかる。

1週間のうち、少ないサイクルの日が5日もあり、それが期間限定の特別体制ではないとしたら？　さまざまな見直しが必要になるだろう。

「男に魚を1匹与えれば、1日食べさせられる。男に魚の釣り方を教えれば、一生食べさせられる」という格言があるが、それがまさにこのR90アプローチの考え方だ。

クライアントと相談を終えてスケジュールを手わたすとき、私はこのような感じで伝えている。「このスケジュールなら、30サイクルを取ることが可能です。やるかやらないかは、あなた次第ですよ」

そこからは、本人のやる気にかかっている。

睡眠の「スケジュール」を決める

誰もが自分の眠りの主導権を握ることができる。短期間であれば、特別なイベントなどの間だけ、さらに時間に余裕を持たせるために眠りのサイクルを操作することも可能だ。オリンピックに向けて準備をしている選手は、普段の5サイクルの睡眠を4サイクルに切り替えるかもしれない。**それによって1か月に丸2日分ほどの時間が生まれる**。一時的になら時間の拘束《こうそく》を外してよいと知れば、選手も自信をもってそのように行動できる。

また、睡眠を5サイクルから4サイクルに落として、調子が上がるか試してみる人もいるだろう。**そのサイクルが自分に合っていれば、もう毎晩、夜中に目を覚ますことはなくなるはずだ**。つまり、いまや自分に必要な睡眠時間がはっきりしたことになる。目覚めと同時にすっきりと前向きな気分になれるので、昼間の時間も十分に足りてくる。

あなたも、この方法を生活に取り入れることが可能だ。

まずは5サイクルから始めて、7日後の気分を確認しよう。長すぎると感じるなら、4サイクルに落とす。足りない人は6サイクルに上げる。自分に合っていれば調子がよくなるのでわかるはずだ。

私の望みは、あなたに「自分で睡眠をコントロールしている」という自信を持ってもらうことだ。まずは、自分が決めた「理想の睡眠」になじもう。

それができたら、今度は生活や仕事の都合に合わせて微調整を考えてみてもいい。一流スポーツ選手と同じように、少ないサイクルを2晩こなしたら、翌晩は理想のサイクルで眠る。だが、1週間に最低でも4回は理想のサイクルで眠るようにしよう。

いつもきっちりとルールを守れなくても、パニックになる必要はない。夜中に8時間の睡眠が取れていないことを心配する必要がないのと同じことだ。

なぜならあなたは、自分の睡眠を自分自身で管理し始めたのだから。**睡眠をスケジューリングしているので、「いつ」が少なくて、「どこ」で問題が発生する可能性があるのかを把握できている。**だから、たしかな証拠もなく睡眠が十分に取れていないと不安になるのではなく、日々のルーチンのどこを修正すればよいかを突き止めることができるのだ。

「毎日何時間寝るべき」という考え方をやめる

いったんサイクル単位で睡眠を取ることに慣れてしまえば、試合前のオリンピック選手の調整法を真似することも可能だ。

特別な状況に合わせて、睡眠サイクルを短期間だけ変更しよう。マラソン大会に出場する準備をしている人は、仕事の前後にトレーニングを行うことになるだろうから、実践するために夜の睡眠サイクルを落としてみる。**プライベートにも影響が出そうな大きなプロジェクトに関わる人は、その期間だけ4サイクルに落とす**。どうしてもがんばる必要があるときは、短期間だけ3サイクルに落とせないかを検討する。

ここであなたはつぶやくかもしれない。

「ちょっと待って。1晩3サイクルや4サイクルなんて無理！」と。

しかし、**それはまだあなたが、睡眠を「1回何時間」というくくりで考えているからだ**。回復のプロセスは24時間であり、そのなかに夜の少ないサイクルを補うチャンスが幾度もおとずれる。

また、次の章から紹介していくように、**ベッドに入るまでの時間の使い方や、起きた後の時間の使い方も、非常に重要になってくる**。睡眠は、夜に費やす時間だけでは終わらない。はるかに多くの要素がからんでくるのだ。

「究極の睡眠」の7つのルール❸

「時間」より「サイクル」で眠る

1. 起きる時間を決め、それを守る。起床時刻を一定にすることが、R90アプローチを根底から支える大切なポイントだ。パートナーと一緒に寝ている人は、相手にも同じことを勧めよう。同じ時間に起きるのが理想的だ。

2. 睡眠を「時間単位」ではなく「90分サイクル」で考える。

3. 就寝時刻は柔軟に考えてよい。ただし、起床時刻から90分単位でさかのぼった時刻に設定する。

4. 睡眠を長い時間の視点でとらえることで、プレッシャーをなくそう。1日ぐらい安眠できなくても、死ぬことはない。1週間の合計のサイクルで考える。

5. 理想のサイクル数よりも3日連続で少なくならないようにする。

6. 自分に必要な睡眠量を知ろう。睡眠は、単純に「質か量か」の問題ではない。平均的な人は、1週間に35サイクル（1日7時間半）が理想的。28サイクルから30サイクルあれば、まあ大丈夫。計画的に減らす時期以外で、これより少ない場合は、身体に負担がかかっているかもしれないと意識すること。

7. 理想の睡眠サイクルを1週間に4回以上取れるように心がける。

第4章

睡眠前後の「ルーチン」で眠りを変える

最強のウォーミングアップ&クールダウン

今日は長い一日だった。あなたが家に帰りついたのは午後11時近く。オフィスで残業した後、数人の同僚と遅めの夕食を取り、ワインをグラスで2杯ほど飲んだ。靴を蹴るように脱いで、脱いだ服をしわくちゃのまま床に落とし、バスルームでまぶしい光を浴びながら歯を磨く。

ようやく寝室にたどりつき、ベッドにもぐりこむと、隣で寝ているパートナーが一瞬目を覚ましてから寝返りをうち、ふたたび眠ってしまった。お腹いっぱいで疲れている。帰宅する長距離タクシーの中で、ずっと心待ちにしていたこの瞬間。あなたは目を閉じ、うとうとと眠りに落ちる……。

突然、はっと目が覚める。夕食のときの会話が頭のなかで鳴り響いている。あなたは考えごとにふける。

（同僚はあのときああ言ったけど、あれはどういう意味だったんだろう？）（店に来なかった同僚について僕が言ったことは、プロ意識にやや欠けていた、いや、少々無礼だったかもしれない）

目が冴えてしまった。頭のなかの懸念が次の話題に移る。

（準備中のプロジェクトは、締め切りまでに完成するだろうか？　また遅れてしまったらどうしよう。それはまずい）

心拍数が上がってきた。わずか1時間前に胃に入れた夕食が消化不良を起こしている。消化不良とは長年のつき合いだ。いらいらするし、気分が悪い。起きるべきか、このままベッドにいるべきか。

こんなに疲れているのに、いったいなぜ、さっさと眠れないいんだ？

起床後と就寝前の「90分」を意識する

私ならどうするかを、シミュレーションしてみよう。

私が設定している起床時刻は午前6時半だ。理想の就寝時刻は5サイクル前の午後11時。私なら、**午後11時ごろに帰宅したら、家に駆けこんで歯を磨いてベッドに飛び込むこ**

とはしない。次のサイクルが始まる午前0時半まで待ち、4サイクルの睡眠を取る。そうしないと、就寝前のルーチンを行う時間が取れないからだ。

「準備に失敗すれば、失敗を準備したことになる」

この有名な格言は、就寝前と起床後の回復についても言い表している。

そして「起きた直後に何をするか」が、その日の日中（と夜）に重大な影響を与える。「寝る直前に何をするか」が、睡眠の質と持続時間に直接的な影響をもたらすのだ。

R90アプローチでは、就寝前と起床後の時間を、睡眠中の時間と同じぐらい重要視する。むしろ、前後の時間のほうが重要といってもいい。

というのも、この時間は練習すれば自分で直接的にコントロールできるからだ。

ここからは「90分」という時間を、睡眠中の区切りの時間というだけでなく、起きている間のワンセットの時間としてもとらえていく。

4サイクルの睡眠を、ただの夜の6時間（90分×4サイクル）の眠りではなく、9時間（就寝前の90分＋6時間の睡眠＋起床後の90分）をかけた休息と回復のプロセスと考えよう。

理想は、この「90分」を、就寝前と起床後にそれぞれ確保することだ。

とはいえ、毎朝毎晩、90分をきっちり確保して、ただ入眠の準備と翌朝の備えのためだけに費やせということではない。

行動をトーンダウンして、入眠と目覚めの準備をさまたげる要素を取り除き、自分の概日リズムとクロノタイプに合わせた要素を取り入れればよいのだ。

「就寝前」のルーチン

就寝前のルーチンでは、入眠に適した状態になるための準備をする。

最初の睡眠サイクルに入り、継ぎ目なく次のサイクルへと移り、自分に必要な「浅い眠り」と「深い眠り」と「レム睡眠」を最大限に取れる状態に持っていくのだ。

試合前にチームスカイのサイクリストたちが「マージナル・ゲイン（小さな改善の積み重ね）」を活用するのと同じように、私たちも、**睡眠中の無防備な数時間に備えて、障害となる要因を取り除く**ことを考えるべきだ。

たとえば、遅い時間に食事をした場合。障害要因を取り除くには、いきなりベッドに直行しないことだ。**満腹状態と消化活動は、午後9時から10時ごろに腸の活動を抑えるという体内時計の要求と衝突する**ので、これが睡眠の質に悪影響を及ぼす。

また、アルコールは心地よい眠気を与えてくれる一方で、過剰に取ると睡眠の質に悪影響を及ぼす。

仕事で心配な話が持ち上がった夜は、ベッドに入った直後に考えごとを終わらせるのは無理というもの。**寝る前に、頭の中身をいったんダウンロードする必要がある。**

だから、就寝前のルーチンが大切なのだ。

私の場合、家にいるときは午後11時に就寝するので、午後9時半から準備を始める。とはいえ、派手なアクションは必要ない。べつに椅子から立ち上がって「就寝前の準備を始めるぞ！」などと叫んだりすることはないのだ。

小腹がすいているときは、いまのうちに軽く食べる。**眠る前の最後の水分を取るのもこのときだ。**のどが渇いて夜中に起きるのを防げる。それから、夜中にトイレに行きたくて目が覚めるのは嫌なので、膀胱《ぼうこう》を空にしておく。

就寝前のルーチンは、こういった当たり前の身体機能の準備だけではない。入眠にしっかり備えるために確実にしておきたいことが、他にもたくさんある。

「テクノロジー」を遮断する

入眠準備の時間に、PC、タブレット、スマートフォン、テレビを切る。これらのデバイスが発する人工光を浴びる量を制限するのだ。眠る直前までデバイスを手放せない人は、無料ソフトのｆ・ｌｕｘやナイトシフト（マッキントッシュやｉＰｈｏｎｅの夜間モード）などを利用すれば、**デバイスの光源の色味を暖かくし、ブルーライトの量を軽減できる**。

しかしこれだけでは、就寝前のデバイス使用によるストレスや脳の覚醒が続くといった他の問題点は解決できない。**眠る直前までメールやメッセージに返事をしていると、ストレスのかかる可能性のある状況に自分をさらし続けていることになる**。ベッドに入る15分前に受信したメッセージが、眠ろうとしても頭の中で回り続けるかもしれない。メッセージを送った相手から返事がくるまでもやもやして寝つけないことも考えられる。コントロールしようがないぶん、こちらのほうが厄介かもしれない。

解決策として、メールやメッセージの受信には「門限」を決めよう。最低でも眠る90分前にはメールチェックをやめると決めれば、ストレスのかかる状況に陥る可能性を減らすことができる。

自分が送ったメッセージの返事が気になってしまう人は、**メッセージを下書き保存しておき、翌朝に送る**のも手だ。手紙にたとえるなら、切手を貼ってあとはポストに投函するだけの状態にしておくわけだ。

このようにすると、「自分の営業時間」を自分でコントロールできるようになる。午後10時のメールには必ずしも返事ができない、と先方に理解してもらうのだ。

もちろん、**私用のメッセージの扱い**は少々ちがう。これからもっと仲良くなりたいという恋人候補がいる人は、相手からメールが来るかもしれないのに、眠る90分前にスマホを遠ざけるわけにはいかないかもしれない。

そんな人は**「パソコンとタブレット類をオフにする」「仕事のメールを〝店じまい〟する」「アクション映画やシューティングゲームをベッドで楽しむのはやめる」**など、就寝前のデバイスの使用を、手始めに、まずひとつ減らしてみるのがいいだろう。

すでに、デバイスのコントロールを上手に実践できている人もいる。私が見かけた例を挙げよう。

・**メールの署名やオフィス外からの返信に「メールは1日に3回のみチェックしています」とのメッセージを添える。**

・**文面に、週7日24時間つながるメールではない旨を明記する。**

このような対策をしている人は、わりと楽にデバイスを遮断できるはずだが、そうではない人にとっては、たんに「寝る前にデバイスを使わないでください」と言われたところで、実行に移すのは難しいかもしれない。やめかたがわからないまま実践するのは、無理というものだ。

そんな人にまずやってもらいたいのは、**1日に何回、どんな目的でデバイス（テキストメッセージ、電子メール、通知機能、SNS）をチェックしているかを数えてみる**こと。

自分を知ることが、大きな一歩だ。アップル社によると、**平均的なiPhoneの利用者は、1日に80回ロック解除を行っている**そうだ。これが多いと思う人は、自分で実際に数えてみればいい。ほとんどの人は、通知が来るたびにロック解除をしているはずだ。

次のステップとして、**日中に、少しテクノロジーから離れて、他に心地よいことをする時間を持つようにする**。テクノロジーとの付き合いを自分でコントロールするのだ。

たとえば、スマートフォンを離れたところに置いてエクササイズをする。スイミングがおすすめだ（いくらデバイス中毒の人でも、スマホを濡らしたくはないだろう）。

もちろん、ジムに行ったり散歩をしたりと、手軽に始められることでもよい。自分の心と身体にエクササイズの効能というご褒美を与えると同時に、**通知メッセージやメールに反応しなくてもいい時間をつくる**ことができる。

エクササイズに限らず、電話を持たずに旅に出かけて仕事や読書をしたり、友人や同僚とランチに出るときに電話を引き出しにしまったりしてもいい。こうすることで、**脳に「楽しみ」と「テクノロジーの休止」を関連づけさせる**ことができる。

慣れてきて、無理なくできるようになれば、就寝前のルーチンにエクササイズを加えることもできる。もちろん、スマホはオフにすることを忘れずに。

逆にテクノロジーを活用する方法もある。**眠りを誘うアプリや、マインドフルネスや瞑想のアプリなどを使ってリラックスし、入眠に備える**。試してみて、自分に効き目がありそうなら継続して使ってみよう。ただし、デバイスは寝室以外の場所で使用するのが理想的だ。寝室で使う場合は、使用後に寝室から出すのが望ましい。

温度を「温→冷」にする

第1章で無人島生活の話をしたが、太陽が沈むと体温が下がり、身体が眠る準備を始めることを覚えておこう。**概日リズムの一環として、体温は夜になると自然に下がるのだ**。

暑すぎる暖房などはこれをさまたげる。しかし、いくつかの抜け道を使えば、家庭で生物学的欲求に合わせた環境づくりをすることは可能だ。

最初に、当たり前のことかもしれないが、掛け布団が暑すぎず、寒すぎないことをチェックしよう。温かい布団をかけてベッドで丸まりたいのは当然だが、いったん身体の温度がなじんでしまうと、**過熱状態になってたっぷり汗をかいてしまい、睡眠サイクルから脱線する可能性がある**。

布団から片足を出して眠ればいい、と思うかもしれないが、これは要注意だ。多少の効果はあっても、その足に（少しとはいえ）余計な意識が向くので、最終的には眠りがさまたげられ、睡眠が持続せずに途切れてしまう。**湯たんぽや電気毛布の使用も、基本的に避ける**。手足がかじかむぐらい寒い部屋や、あなたがとくに寒さに過敏なタイプでないかぎり使わないこと。

寝室を涼しく（「寒く」ではない）保つことが大切だ。**冬場でも、眠るときは寝室の暖房を切ること**。温かいシャワー（熱すぎない温度に）を浴びて体温が少し上がっていれば、涼しいベッドに入ったときに、昼間から夜への気温の変化を身体に疑似体験させられる。

夏場は、昼間に寝室を換気しつつもカーテンやブラインドを閉め切っておくことで、寝室を他の部屋よりも涼しく保つようにする。**部屋にエアコンがある人は、暑い夜には眠る前に部屋を涼しくする**。水を入れて凍らせたペットボトルのうしろから扇風機を回すという手は、エアコンがない人でも使えるだろう。

ベッドに入る直前にシャワーを浴びるとよく眠れる、という人は多い。清潔な状態でベッドに入るほうが心地いいからだ。しっかりシャワーを浴びる必要はなく、さっと流すだけでオーケーだ。試してみて、効果的なら取り入れてほしい。この章のアドバイスのほとんどは、自分に効果的な方法を探すためのヒントだと思ってほしい。

明るさを「明→暗」にする

体内時計は、明るい状態から暗い状態への変化に反応する。**暗くなると、メラトニンの生成が始まり眠くなる**のだ。ところが就寝時刻が近づくにつれ、身近なさまざまなものが、メラトニンの生成の邪魔をする。テクノロジーの話にはすでにふれたが、他にもいくつか、環境の見直しができるエリアがある。


入眠準備の時間に、あらゆる照明を暗くするのはいいアイデアだ。家の主照明を消して、赤や黄褐色など暖色の電球がついた（ブルーライトの影響がない）暗めの間接照明を使おう。

リビングや寝室にキャンドルをともすのもよいだろう。また、**寝る前の歯磨きでバスル**

ームのまぶしい蛍光灯を浴びてしまっては、元も子もない。早めに歯磨きをすませるか、バスルームの照明の電球をあまりまぶしくないものに交換することを勧める。

バスルームにキャンドルを使ってみるのもいい。毎晩毎晩、バスルームの強い光に照らされて鏡の前でパートナーと黙々と歯磨きをするのが苦痛だという人には、キャンドルの明かりがもたらす効果が、心地よい息抜きになるかもしれない。キャンドルディナーのロマンティックさには及ばなくても、毎日の就寝前のルーチンにちょっとしたイベント感が生まれることに加えて、寝つきが少しよくなるはずだ。

眠るときは真っ暗にすること。これが、概日リズムに合わせた睡眠環境だ。

とりわけ都会に住む人は、寝室に何らかの人工的な光が入ってくることが多い。必ず、質のいいカーテンやブラインドで光を遮断しよう。**カーテンには、光が入るすき間がわずかでもないようにする**。必要なら遮光ブラインドにお金を使ってもよいだろう。私は、プロの自転車ロードレースの最高峰であるグランツールの大会に同行するときに、選手のホテルの部屋の窓に黒いポリ袋を貼って光を遮《さえぎ》ることもある。

寝る前に本を読むのが好きな人は、**寝室以外の場所で読んでから寝室に入ると、明るい場所（読書スペース）から暗い場所への移動ができる**。ベッドで本を読んでから寝るのが習慣だという人はちょっと思い出してみてほしい。これをしないときに比べて、眠れなくて寝返りを打つ回数が増えているはずだ。

どうしてもベッドで読みたい人は、**読書を終えたあと、照明を切っていったん部屋を出てから、真っ暗な寝室に戻ってベッドに入る**、という方法を試してみてほしい。

光目覚まし時計には、段階的に明かりを暗くしていく設定もあるので、これを使ってもよい。

すべてを「正しい場所」に片付ける

就寝前のルーチンとして、テレビやスマートフォン、PCから離れなさい、とアドバイスを受けると、戸惑ってしまう人もいるだろう。「じゃあ、他に何をすればいいの?」と。ならば**この時間を、「片付け」に活用しよう**。

といっても、おしゃれなライフスタイルを目指すために家からモノを追い出そうということではない。**環境を整えて、睡眠中や入眠直前に心を軽くする**ことが目的だ。

夜には、おもしろいほどいろんなことが心のなかに飛び込んでくる。翌朝の持ち物について考えたり、出勤のときにクリーニングに出す服を持っていかなくてはと思い出したり、紅茶を切らしていたことに突然気づいたり。

部屋まわりのシンプルで刺激の少ない作業をすることで、明日によりよく備えることができると同時に、心がほしがっている「余裕」が手に入る。

たとえば**「服にアイロンをかけてハンガーに吊るす」「家のなかを整理する」「リサイクルごみをまとめる」「あらゆるものを正しい場所に戻す」**。

きちょうめんでない人は、ざっくりでもオーケーだ。洋服をいつもの椅子の上に置くだけ、カバンを忘れないように玄関の近くの床に置くだけ、でもいい。

汚れた食器は朝までシンクに放置しないで、この時間に片付けよう。大した努力もエネルギーも必要としない単純な作業だし、キッチンがきれいな状態で眠ることができる。**これで夜中に無意識に考えてしまうことがひとつ減る**。

それから、普段、食洗器や洗濯機を夜中に回している人は、考え直すことをおすすめする。夜のほうが電気代が安かったり、時間の節約ができるということもあるかもしれない。

だが、ベッドに入って眠ったときには音が気にならなくても、夜中に目が覚めたらどうだろう？　世間が静まり返った時間帯には、それまで聞こえなかった小さな音が聞こえてこないだろうか。場所が離れていて影響がない場合はよいが、そうでなければ別の時間に作動させよう。

この時間帯を利用して、**明日に備えてこまごました用事をしておくと、夜に向けての心の整理ができる**。また、日常のささいな考えごとを整理すれば、翌日、もっと大きな問題に対処するための時間が確保できる。

今日を「ダウンロード」する

睡眠サイクルを邪魔する最大の原因は「思考」だ。私たちは、今日の体験を何度もかみしめ、明日を思いわずらう。**そのせいで目が冴えて眠れなかった経験を持つイギリス人は、82パーセントにのぼる**。[*1] 入眠準備として、テクノロジーへの不要な接触を減らすことで、新しい心配ごとが入ってくるのは防げる。しかし、すでに頭の中にある問題を取り除くことはできない。

日々の生活は、無数の小さな瞬間の積み重ねからできている。同僚との会話、通勤の行き帰り、友人とのランチ、職場で使った新しいソフト、窓の外を眺めながらぼんやり考えたこと――そんなこまごましたことを、脳は「消化」しなければならない。

研究者によると、**私たちが眠る主要な理由のひとつは、「経験を記憶に変換し、学んだスキルを統合する」こと**[*2]なのだ。

寝る前に「今日を『ダウンロード』する」ことで、この脳の働きに上手に備えることができる。**一日の体験を吐き出してすべて整理することで、睡眠中の脳の「消化」の準備をするのだ**。

そのために、就寝前のルーチンにちょっとした工夫を組み込んでみよう。人によっては、瞑想や呼吸法を活用することが一日のダウンロードを促進するかもしれない。ぜひ自分に合った方法をルーチンに加えてほしい。

私自身が効果的だと思っているのは、**紙に鉛筆で「いま考えていること」を書き出す**作業だ。その日の心配ごとや気がかりなこと、思っていることをすべて文字にする。

ちなみに、これは「やることリスト」とは別物だ。私は「やることリスト」はきっちりとクラウド上のカレンダーに保存している。これはその手のタスクとはちがう、もっと個人的な行為だ。

たとえば、仕事の案件でとくに気がかりなことがあれば、「朝、クライアントに電話する」と書き出す。親しい人の誕生日や母の日が間近なら、思い出せるように花束のイラストを描く。**紙を自由に使い、ときにイラストもまじえながら、リラックスした気分で、寝室に入る前の空いた時間に気楽に行う**。書いたメモは、家の鍵など外出のときに絶対に持っていくもののそばに置いておくと、翌朝忘れずにすむ。

紙にすべてを書き出すことで、「現状の問題を把握した」という気分でベッドに入ることができる。こうすれば、眠っているうちに脳が問題を処理してくれると感じながらスムーズに入眠できる。

「安心な環境」を整える

睡眠中は、一日のうちで最も無防備になるため、できる限り安心を感じられるように環境を整えたい。**すべてのドアと窓に鍵をかけ、施錠をダブルチェックする**ことで安心感が得られ、「今日のダウンロード」の作業と同様、不要な思考を排除することができる。「バスルームの窓を開けっぱなしでは？」なんて心配ごとは、入眠をさまたげてしまう。

「入眠エクササイズ」をする

入眠前に激しい運動をするのは避けよう（もちろんセックスは例外。これについてはのちに説明する）。激しい運動は心拍数と体温を上昇させ、アドレナリンを増加させる。多くのジムで使われている強い照明とビートのきいた音楽は、たき火を囲んでパートナーとなごむ状態の対極にある。

だが少々の軽い運動、たとえば「近所を軽く散歩する」「太陽礼拝などのヨガのポーズを取る」「エアロバイクをゆっくりこぐ」「ストレッチをする」などは入眠の役に立つ。これらのエクササイズは体を温めるため、ベッドに入ったときに温から冷へ移行するという効果も得られる。

「鼻呼吸」で眠れるようにする

私たちが、眠る以上に無意識に行っているのが「呼吸」だ。**眠っている間の呼吸を正しくすることが、睡眠サイクルをなめらかに移行する鍵を握る**といっても過言ではない。いびきや睡眠時無呼吸（夜間に繰り返し呼吸が止まり、脳の酸素不足から目を覚ます。患者自身は気づきにくく、パートナーが最初に気づくことが多い）は、眠りを大きくさまたげる可能性がある。また、一緒に寝ている人にも悪影響を与える。そんな**いびきや睡眠時無呼吸の根源は、呼吸にある**。

鼻呼吸について解説したバイブル的な良書『人生が変わる最高の呼吸法』（かんき出版）の著者パトリック・マキューンはこう書いている。

「口呼吸がいびきの回数と眠りをさまたげる無呼吸の頻度《ひんど》を大幅に増加させることが証明されている。（中略）子どもでも気づいているように鼻は呼吸、口は食事のためにある」

日常的に鼻で呼吸するというシンプルなメソッドを取り入れることで、多くの健康効果がもたらされることがわかっている。

ただし、ここで注目したいのは睡眠中の呼吸だ。起きたときに口が渇いていて、毎晩のように寝室に飲み物を持ち込んでいる人は、寝ている間に口で呼吸をしている可能性が高い。**起きたときに口が湿っている人は鼻呼吸ができている**。

では、眠っている間に自分が無意識にやっていることに、どのように働きかければよいのだろうか？

サイクリストやランナーが鼻にテープのようなものを貼っているのを見たことがないだろうか。それが答えだ。**就寝前のルーチンのひとつとして、鼻腔拡張テープの〈ブリーズライト〉などを鼻に貼る**。このテープが鼻腔を広げて鼻呼吸を続けるのに役立ってくれるのだ。

さらに進化したグッズとしてＲＨＩＮＯＭＥＤ社の〈タービン〉は、鼻に挿入して空気の通り道を広げる器具で、使用する一流アスリートが増えている。どちらを使うかは好みで決めてよいが、ベッドに入るしばらく前に装着して慣れておくことをおすすめする。

また、眠るとき以外も鼻呼吸が自然にできるようになるために、通勤中やデスクワーク、ジムでのワークアウトの際など、いつでも使ってみるとよいだろう。

パトリック・マキューンは、さらに一段階進んでいる。夜の鼻呼吸を確実にするために、**鼻腔拡張テープを鼻に装着したうえで、口にテープを貼っている**のだ（日本では「ネルネル」などの口閉じテープが販売されている）。

パトリックはこのメソッドを取り入れてから睡眠の質が格段に向上したため、クライアントにもこの方法をすすめているそうだ。もちろん本人に、眠っている間に息ができることを確認してもらってから実践に入る。これらのグッズがあなたの睡眠に革命を起こすのは間違いない。

「起床後」のルーチン

就寝前は、最高の睡眠を得るための準備に費やした。起床後は、それらの準備と眠っている間に費やされた時間を無駄にしないためのルーチンを行おう。

起床後に正しいルーチンを行うことが、睡眠状態から完全に目覚めた状態への移行に役立つ。さらには、日中の自己管理に自信が持てるようになり、その夜ベッドに入るときに自分をベストの状態に持っていくことができるのだ。

朝の準備に90分は長いと思うかもしれないが、ここには通勤時間を含めても大丈夫だ。

この**起床後のルーチンは、R90アプローチの要である「起床時刻を一定にする」ことから始まる**。

毎朝、同じ時間に目を覚まそう。しかし、現代社会の生活のなかには、この生物学的な要求を妨害するさまざまなワナがある。

部屋で「太陽の光」を浴びる

プロの有名アスリートが、朝目を覚まして、すぐにスマホをチェックして、見たくもないツイートを眺め、完全に目覚めていないので冷静な判断ができず、怒りにまかせてリプライを打ち始めたら……開けてしまったパンドラの箱に、丸一日をからめとられてしまうかもしれない。そして翌朝、とんでもないニュース記事が……なんてことになりかねない。

ちなみに私は、**起きてすぐにはスマホの通知をチェックしない**。適切に対処できる準備が整っていないのを知っているからだ。あなたも、酔っぱらっているときにはメールの返事をしないのではないだろうか。

起き抜けは頭がついていかないし、**コルチゾール（ストレスに反応して分泌されるホルモン）は目覚めた直後に最高値に達する**ので、これ以上コルチゾール値を上げたくない。コルチゾール値を上げたまま一日を過ごして、身体のリズムを乱すのは避けたい。要するに、目覚めてすぐにストレスまみれになるのは得策ではないのだ。

理想的には、スマホは夜間、寝室に持ち込まないこと。目覚めには、普通のアラーム時計を使おう。さらにいいのは、光目覚まし時計を使うこと。朝いちばんに、身体を概日リズムに寄り添わせることができるからだ。

その後、**カーテンやブラインドを開けて太陽の光を浴びよう**。これによって注意力が増し、体内時計の設定と、メラトニンからセロトニンへとホルモン分泌の最終的な切り替えが促進される。必要な時間はわずか1、2分。これだけで身体の準備が整い、しなくてはいけないもろもろの事柄への対処がしやすくなる。

スマホなどのデバイスには、食事や水分を取るまでは触らない。最低限、目覚めてすぐには手に取らないようにする。夜にテクノロジーを遮断するのと同じように、朝、テクノロジーと「再会」する前に一呼吸置く訓練をしよう。

たとえば、起きるときは光目覚まし時計を使いつつも、**スマホのアラームも起床時刻の「15分後」にセットしておき、それが鳴るまでは触らないようにする**のもよいだろう。慣れてきたら20分後に引き伸ばし、それができたら、さらに引き伸ばす。

一日の始まりに90分もテクノロジーを使わないのは無理、と思うかもしれない。だが、15分でもゼロよりはいい。15分後には、脳も身体も完全に目覚めた状態にはるかに近づいているからだ。

「朝食」は絶対に取る

「朝食は一日のうちで最も重要な食事である」

これは手垢《てあか》のついたアドバイスだが、夜型のクロノタイプで朝食を抜く人にとっては耳が痛い話かもしれない。私は、別の言い方をさせてもらおうと思う。

「これまで私が指導してきたアスリートのうち、朝型の人でも夜型の人でも、朝食を食べない人はひとりもいない」

理由はシンプル。朝食抜きでは、やるべきことができないからだ。

朝食は、一日をスタートさせるのに必要な燃料補給だ。前日午後8時に夕食を取り、翌朝午前7時に起きるとすれば、11時間何も食べていないことになる。

起き抜けにお腹が空かないという人は、起床して90分の間に何か食べてみよう。**トース**

トを二口、スムージーを一口、果物を一切れなど、少しでもいい。毎日続けているうちに、トーストを一枚、スムージーを一杯、果物を一個、完食できるようになるだろう。朝食を取ることで日中のエネルギー源を取り入れ、昼食時と夕食時にふたたび空腹感が得られる。

いいかえれば、適切な時間に空腹になるため、**身体によくない不定期な時間に何かをつまみたくなったり、疲れやだるさを感じたりしなくてすむ**わけだ。

朝食づくりに時間をかける必要はない。トースト、シリアル、果物なら、手早く準備してさっと食べられる。水分補給のために飲み物も用意しよう。

時間と環境が許すなら、天気のいい日は外で朝食を取るか、それが無理でも**日光が差し込む部屋で食べると、太陽の力で目覚めがよくなる**。

日当たりが悪い部屋や冬季には、昼光色の照明の下で朝食を取ろう。朝はつい、カーテンを閉め切った部屋で急いで朝食をすませて出勤、という流れになってしまいがちだ。

朝の始まりに紅茶やコーヒーが欠かせない人は、適量であれば起床後のルーチンに加えてまったく問題ない。

とはいえ、さきにもふれたとおり、スポーツの世界ではカフェインは「パフォーマンス向上ドラッグ」として慎重に扱っている。起きてすぐにカフェインを取りすぎると、一日

400ミリグラムという上限を守るのが厳しくなってしまう。

「太陽の光」「水分」「エネルギー補給」という手段はすべて、自然に身体を適切な時間に目覚めさせるので、一日の後半にがくっと体力が落ちることはない。その日の夜の睡眠の質は、朝に目覚めた時点からの行動にかかっていることをお忘れなく。

軽く「エクササイズ」する

エクササイズは、ぜひ起床後に組み込んでほしいルーチンだ。早朝のジョギングで汗を流したり、出勤前にスイミングやジムでトレーニングをしたりする人もいるが、そこまで激しい運動をする必要はない。

- **「散歩」に行く**
- **軽い「ヨガ」や「ピラティス」で体をほぐす**
- **「徒歩」や「自転車」で通勤できる幸運な人はトライしてみる**

以上はすべて、起床後のルーチンとして習慣づけるのにおすすめのエクササイズだ。

アウトドアで身体を動かせるならそれがベストだ。太陽光を浴びて目が覚め、セロトニンレベルが上がって体内時計が設定される。

これらの身体の変化は、起きている間の一日に恩恵を与えるだけでなく、夜の眠りも助けてくれる。

近年、勤務体制の変化により、在宅ワーカーが増えている（イギリスでは2014年は420万人と報告されており、これは全労働人口の13・9パーセントにあたる。1998年は270万人だった）[*3]が、**仕事にかかる前に、一度外に出て散歩して新鮮な空気を吸い、太陽光を浴びるのを習慣にする**といいだろう。

メンタルに「穏やかな負荷」をかける

朝は、脳の回転を徐々に上げていくために、シンプルな作業をしてメンタルに穏やかな刺激を与えるのがいい。たとえば、こんな作業がおすすめだ。

- **「ラジオ」を聴く**
- **シャツに「アイロン」をかける**

・ちょっとした「家事」をする

また、通勤の途中に本やニュースを読んだり、ポッドキャストを聴いたりすることは、社会に関わりを持つためのウォーミングアップになる。

「クロノタイプ」に合ったルーチンをする

当然ながら、クロノタイプは朝の過ごし方に大きな影響をおよぼす。夜型の人のほうが、起床後のルーチンが重要になる。というのも**朝型の人は、目覚める直前に眠りが浅くなる**からだ。

そもそも朝型の人は午前中が最も調子がいい。

夜型はもっと遅くまでベッドに入っていたいはずだ。だがそんな**夜型の人こそ、起床後はできるだけ90分に近い時間をしっかりルーチンにかけるほうがいい**。

職場にクロノタイプが逆の人がいたら、朝と午後で、お互いに振り回したり振り回されたり、ということがあるはずだ。体内時計の調整のために、昼光色のライトをデスクに設置するのもいいだろう。

休日も「一度起きてから」ベッドに戻る

あなたは、休日に遅くまで寝ているのが好きなタイプだろうか。

R90アプローチの要である「起床時刻を一定にする」を守るために、せっかく激務続きの1週間を終えたのにDVDのボックスセットを抱えてベッドでゴロゴロして過ごす（もしくは夜遊びする）のを我慢しなければならないなんて……。

大丈夫、そんな犠牲を強いることはない。**生活のさまざまな要求を組み込みながら、体内時計と調和して生きることは十分に可能だ。**

そんなときは、アラーム時計をセットして、まずはいつもの起床時刻に起きる。目覚めたら、できる範囲で起床後のルーチンを行おう。エクササイズはパスしてもいい。**起きてすぐトイレに行き、太陽光を浴び、朝食を取る。そのあとベッドに戻ればいいのだ。**

こうすることで、概日リズムに調和して動きつつ、自分がやりたいこともできる。

R90アプローチを守るために大きな犠牲を払ったり楽しみを我慢したりする必要はない。プロのスポーツ選手でさえ、ときにはそんな日を過ごしているし（もちろん、普通は大会の後だが）、**布団にもぐって映画ざんまいの時間が、何よりの気分転換になる日があってもいい**——普段のルーチンを大きく乱さない限りは。ただし、できるだけ寝室では「心身の回復」を目的とした活動しかしないという心がけが大切だ。

※

眠っている間の行動は、自分でコントロールすることができない。しかし、睡眠に入るまでと目覚めた後の行動は、すべて自分で決めることができる。

就寝前と起床後のルーチンを生活に組み込むのは、最初は大変に思えるかもしれない。すでに時間に余裕がないと感じている人なら、なおさらだ。しかし、どんな人でも、予定を少し調整することで、なんとか方法が見つかるものだ。

ルーチンで「能率のよい睡眠」になる

こうした努力の見返りは、ひとつの単語に集約できる——「能率」だ。

就寝前のルーチンは、夜の睡眠サイクルに入る備えになる。日中の予定によっては睡眠のサイクル数が少なくなることもあるかもしれないが、それでもこうしたルーチンをすることで、**ベッドにいる間に最大限に質のよい回復を得る**ことができる。

だから、そのときどきの予定に応じて、遅い時間にベッドに入る柔軟性と自由が得られる。また、一日をダウンロード、整理して不要な思考を排除できたという自信が持てるので、ベッドの上で眠れずに貴重な時間を無駄にすることがなくなる。

さらに、起床後のルーチンを行うことで、日中の能率が上がる。きちんと時間を取って一日を始める準備をすることで、職場や社会と関わる場所に到着したときに、注意力の高い状態でいられる。

つまり、**日中の活動に最大限の力をそそぎ、最大限の結果を得ることができる**。

午前9時の約束があるときに、カフェインで過剰に興奮して焦《あせ》った状態ではなく、冴えた頭で到着できるのだ。

起床後のルーチンを取り入れると、今度はそれを維持するための意思決定に自信が持てるようになる。

たとえば、あなたの通常の起床時刻が午前7時半だとしよう。午前8時半からの打ち合わせを提案されたとき、あなたは90分の準備タイムの確保を考えて、確信をもって午前9時への変更を打診できるようになる。

もっとも、どうしても時間変更が無理なら、起床から活動開始までの時間を60分に短縮しても大丈夫だ。しかし、たとえば午前7時半起床で打ち合わせが午前8時からなど、**起きてから60分以下で活動を始めることになると非生産的だ**。

その場合は、1サイクルさかのぼって午前6時に起きたほうがいい。こういった決断ができることは、日中ずっと、いい影響を及ぼしてくれるはずだ。

「行動の前」からライバルに勝てる

飛行機の時間に合わせて早朝に空港まで車を運転する場合、あなたには決断すべきことがある。「ぎりぎりまで寝て、ぱっと着替えて車を走らせる」か、「この日だけ起床時刻を1サイクル早める」か、だ。

後者を選択すれば、道路の制限速度を守りやすくなるだろう。**ぎりぎりに起きた場合に比べて、焦りもなく、頭が冴えている**からだ。

水分補給とエネルギー補給がすみ、トイレをすませ、軽い運動をして光を浴びている(自然光または照明で)。起きてそのまま車に飛び乗って運転するよりも、身体が欲するすべてのことができているのだ。

空港に到着して友人と合流するときも、冴えた会話ができるだろう。空港で持ち主がいないかばんや不審物を見つけたときも、よりよい選択ができるはずだ。

スポーツの世界では、こういった決断の一つひとつが、本番での極めて微細なアドバンテージにつながる。試合では数千分の1秒の反応の違いが大きな差になって現れる。

夜型の短距離選手が朝早い時間の試合に出る場合、ベストとはいえない時間帯の戦いになるため、**起床後に適切なルーチンをすることが、僅差で銅メダルを獲得できるか4位でメダルを逃すかといった差になって現れる**かもしれない。

あるいは、あなたは無理をすべきでないタイミングを判断できているのに、ライバルは起床後に効果的なルーチンを怠《おこた》ったためにふくらはぎがつってしまうようであれば、スタートラインに立つ前にレースに勝利できてしまうことになるのだ。

「究極の睡眠」の7つのルール❹

睡眠前後の「ルーチン」で眠りを変える

1. **就寝前と起床後のルーチンを「重要な活動」ととらえる。**これらを大切に行うことで、「睡眠の質」と「日中の能率」が上がる。

2. **日中にテクノロジーを「一時休止」する。**これは、身体と心へのご褒美であり、トレーニングでもある。

3. **起床後のルーチンは、とりわけ夜型の人にとっては重要。**朝型の人の朝の冴えに追いつくためにも、寝過ごしてチャンスを逃さないように。

4. **メール中毒にならない！** スマートフォンに触る前に警戒しよう。

5. **寝る前は身体を「温→冷」に移行させる。**そうして、睡眠中の体温の自然な低下をうながす。温かいシャワーをさっと浴び、涼しい寝室に入るのがおすすめ。

6. **環境と心の乱れを整え、ベッドに入る前に「今日をダウンロード」する。**これで、眠っているべき時間に目が冴えるのを予防できる。

7. **就寝前はシャットダウンの時間。起床後はゆっくりエンジンをかける時間。**「鼻呼吸」「リラックス」「明→暗」の就寝準備で質の高い睡眠を得よう。就寝前と起床後の時間は、だれのものでもない「自分だけの時間」にしよう。

第5章

日中に「回復時間」を導入する

「昼寝」に新たな光を当てる

金曜日の午後、ランチの後の会議。半開きのブラインドから、太陽の光が暖かい部屋に差し込み、空間にただようほこりを照らし出す。ランチに食べたピザが、まだ胃にずっしりと残っているけれど、あなたはプレゼンの声に耳を傾けようとがんばっている。発表者はスライドを見せながら説明し、プロジェクターが静かにうなっている。まぶたが重くなり、思わず……。

おっと！　あなたはびくりとして目を覚ます。どれぐらい寝ていた？　見回して、とがめるような視線や同僚の押し殺したニヤニヤ笑いを探すが、全員の目は発表者にくぎづけだ。ああよかった。**ほんの数秒の出来事だったにちがいない**。

うまく切り抜けたが、ここからは本気で集中しなければ。発表者のほうに身体を向けて、ペンを握り、一瞬だけ意識が遠のいたことを挽回するべく、全身全霊で集中しようとする。

しかし、ふたたびまぶたが……。

「眠くなる時間帯」を利用してパワーを得る

「魔の時間帯」「ランチ後の不調」……午後のスランプの呼び方はさまざまだ。日中の疲れが出てくる午後の時間帯は、シエスタを伝統とする国の人以外にとっては、どこの国でも**無理を押して実りの少ない会議を行い、カフェインをたっぷり摂取する**、というのが家庭や職場での慣例になっている。

この時間帯は、「睡眠」の常識を見直すキーポイントでもある。

ここまでは、夜間の眠りのアプローチについて説明してきた。しかし、私が指導をしている**一流アスリートの方法を本気で実践したいのならば、「日中の時間」の使い方についても見直しが必ず必要だ**。睡眠をただの「眠り」ではなく、「メンタルとフィジカルの回復のプロセス」ととらえてほしいのだ。

回復は、1日24時間、1週間7日、間断なく続くプロセスだ。夜間に加えて日中の時間も活用することで、現代社会の要求に対処しながら、心と身体に継続的に活力を与えることができる。

日中に「第2の回復期」があることを知ってもらいたい。午後の時間帯こそが、前夜に逃した1サイクルを挽回するための、最も大きくて効果的な**「自然に沿った睡眠チャンス」**なのだ。この時間帯はまた、夜の活動への備えになり、1週間を通じた眠りと目覚めのルーチンの一部として、夜間の眠りとリズムを合わせて使える。

この睡眠チャンスを使って仮眠を取ることが、**日中のすべての時間のパフォーマンスを最大限に上げるはじめの一歩**となるのだ。

昼寝をしない人もがっかりしないでほしい。知ってのとおり、昼寝は昔ながらの睡眠へのアプローチだ。だがアスリートの世界ではこれを「昼寝」とは呼ばない。「ＣＲＰ」（管理された回復期《コントロールド・リカバリー・ピリオド》）と呼んでいる。

アスリートの世界では、うっかりうたた寝することはない。**日中のこの「チャンス」を効果的に活用して、そこから最大限の恩恵を引き出している**。大企業のＣＥＯや芸術・エンターテインメント業界の成功者の多くもこれを活用している。

これは、日中に眠るなんて無理、と思っているあなたにもできる。訓練すれば誰でもＣＲＰが使えるようになるし、すべての人がこの方法を学ぶべきだと、私は思っている。

日中も寝るのが人間の「本来の睡眠」

ウィンストン・チャーチル、ナポレオン・ボナパルト、ビル・クリントンなど、歴史上には昼寝好きで有名な偉人が大勢いる。シエスタはいまだに世界のあちこちで行われており、スペインだけでなく地中海地方や熱帯地域、亜熱帯地域でも確認されている。

いまも狩猟と採集をしており、数千年前の人間の暮らしに最も近いとされているコミュニティに目を向けると、**「多相睡眠」（一日に複数回の睡眠を取ること）がきわめて一般的である**ことがわかった。

米国のエモリー大学の人類学教授であるキャロル・ワースマンは、ボツワナ、ザイール、パラグアイ、インドネシアといった地域の種族を研究し、こんな報告を出した。

「彼らの睡眠は非常に流動的だ。**彼らは日中、夕方、夜中に、眠りたい気分のときに眠る**」[*1]

私たちの体内の睡眠調節のパターンを見ると、多相睡眠がごく自然なことがわかる。第1章で、私たちの睡眠は概日《がいじつ》リズム（本能的な衝動）と蓄積される睡眠圧（身体の要求）によって制御されていることを説明した。

48時間の眠りの「衝動」と「要求」

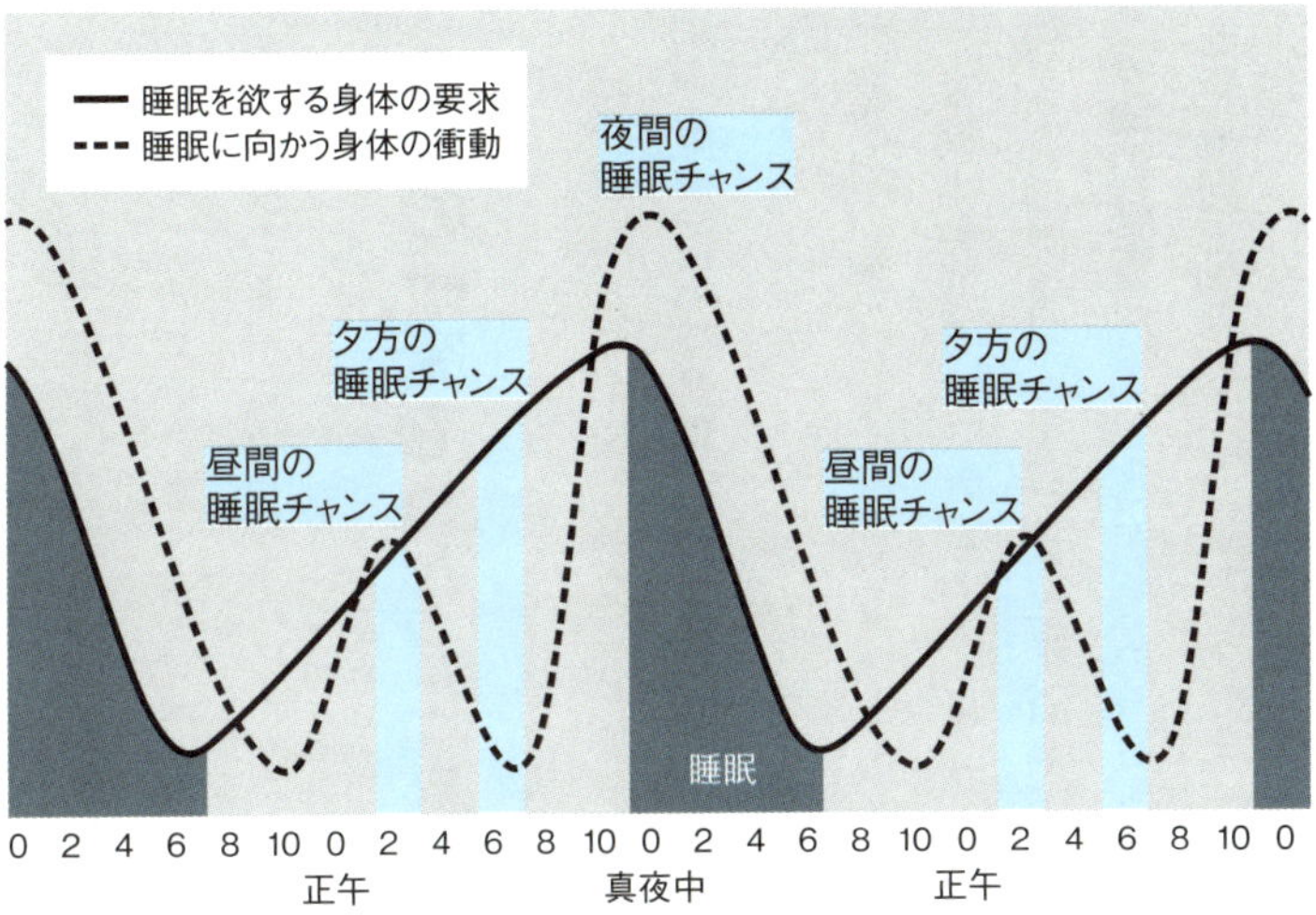

主要な「睡眠チャンス」が開くのは、夜中に概日リズムからくる睡眠への衝動と、身体の睡眠への要求が高まったときだ。

しかし、**午後1〜3時の間に、ほとんどの人にとって（夜型の人はやや遅れて）おもしろいことが起きる。**睡眠圧は予想通り着実に積みあがるのだが、朝は低かった概日リズムの衝動が急上昇し、日が進むにつれて衝動と要求の両方が高まることにより、**もうひとつの睡眠チャンスができる**のだ。

昼間の睡眠チャンスは、身体の衝動と要求に調和した90分のフルサイクルまたは30分のCRPにあてるのにぴったりの時間だ。

アスリートのスケジュールの場合、日中のこの時間帯は、夜間（前夜または当日の夜）の睡眠サイクル数が少ないときの補塡《ほてん》に使われる。

1週間のサイクル数を合計するとき、この時間帯の睡眠を、30分でも90分でも1サイクルとして1週間の合計にカウントするのだ。

NASAの研究でわかった「昼寝のパワー」

昼寝が持つパワーはあなどれない。デュッセルドルフ大学の研究から、**たとえ短時間であっても、昼寝が記憶処理能力を高めることがわかっている**。[*2]

またNASAの研究で、長期のフライトに従事したパイロットへの影響を調べたところ、「昼寝がその後の仕事のパフォーマンスと、生理学的にも主観的にも注意力と気分を維持または向上させる」[*3]ことがわかった。

この報告書の著者の一人、米運輸省高速道路交通安全局局長マーク・ローズカインドは、**「26分間の昼寝が、パイロットのパフォーマンスを34パーセント向上させ、注意力を54パーセント向上させる」**[*4]と話している。

仮眠を取ることは、長距離を操縦するパイロットにとっては命に関わるほど重要だ。

副操縦士が引き継いでいる間に仮眠を取ることで、パイロットは注意力の向上という恩恵を受ける。着陸の際に、パイロットに最高のコンディションで臨んでほしいと願わない人はいないだろう。

日中の仮眠は、アスリートにとっても、パフォーマンス向上をもたらす重要な「増強剤《エンハンサー》」だ。アスリートに限らず、どんな人でも同じ恩恵を得ることができる。

日々の生活にまつわる用事などから、たいていの人は夜間の睡眠を犠牲にしがちだ。これには何らかの対処が必要だが、昼寝をよく思わない雇用主が多いことから、日中のＣＲＰをスケジュールに組み込みにくいという事態が起きている。

一流アスリートの多くは、この時間帯（午後1～3時）に1サイクル90分の睡眠をフルに取る。肉体を回復させることが仕事の一部として受け入れられているからだ。彼らが90分間姿を消しても、監督は（たいていの場合は）不思議に思わない。

だがひとつ注意点がある。「1サイクル90分」の睡眠を取ると、その直後に**「睡眠惰性《だせい》」**という、目覚めるときのふらつきや気分の混乱が起きるのだ。生活にＣＲＰを組み込むときは、このことを念頭に置くことが大切だ。

夜の試合に出場するオリンピック選手は、「睡眠惰性」の時間を確保したうえで、この時間帯の睡眠を活用しなければならない。試合の時間が夜の比較的早めの時間なら、「①

仮眠は30分に留める」か「②まったく取らない」のどちらかを検討すべきだろう。

アスリート以外の人にとっても、「30分の仮眠」が現実的かもしれない。

もっとも、複数の研究から、30分の昼寝でも睡眠惰性を引き起こす可能性が示唆《しさ》されている。**30分の仮眠でも、ときに深い眠りに達する**[5]ことが理由だが、私の経験上、その影響は非常に小さく、私が指導をするアスリートと同じ方法を取れば、まず問題にならないと考えてよいだろう。

寝る前に「エスプレッソ」を飲む

その方法とは、昼寝の前にカフェインを摂取すること。カフェインの効果がＣＲＰの終盤に訪れるようにするのだ。**カフェインが身体に効いてくるまでは「20分」かかる**ので、ちょうどいい。しかも先にもふれたとおり、カフェインは決まった分量で取る分には、最高の「パフォーマンス向上ドラッグ」だ。

ＣＲＰ前にカフェインを取るときは、のんびりとラテを楽しむのは控えよう。ゆっくり摂取していると、ＣＲＰの開始時点ですでにカフェインが効いてしまう可能性がある。**エスプレッソが手早く飲めて便利だ**。

また、その時点までに摂取したカフェインの量に気を配ること。すでに一日の上限量400ミリグラムすれすれであれば、カフェイン追加は見送るべきだ。目覚めたら、**机の上に昼光色ライトを置いておくか、外の自然光を浴びるようにすれば、急速に睡眠惰性を取り除くことができる**。NASAが認める26分間の仮眠を取った人と同じように、CRPの恩恵をすべて受けられるのだ。

「史上最強のチーム」の休息方法

午後の仮眠に「パワーナップ（強力な仮眠）」という名称がついたことで、会社組織からの悪評が和《やわ》らいだ向きがある。**回復のための短い仮眠は多くの企業で健康促進プログラムとして認められている**。午後にパワーナップを取るためのスペースを提供する企業もある。

仮眠用の施設は、かなりシンプルなものから、イルカの声やアロマオイルがついた最新型までさまざまだが、**本当のことをいうと、イルカもオイルも必要ない**。

私が90年代後半にマンチェスター・ユナイテッドで睡眠指導をしていたとき、クラブは、シーズン前のトレーニングに初めて2部制を導入した。そのとき私は、休息用の施設を設けることを提案した。トレーニングの合間にリラックスしてCRPを取り、1回目のトレーニングからの回復を高め、2回目によりよく備えるためだ。

サー・アレックス・ファーガソン監督と理学療法士長のロブ・スワイヤーの両者が賛成してくれたので、私たちは、おそらく**世界初となるトレーニンググラウンド併設の回復ルームを導入した**。一度に12人の選手が使える大きな部屋を用意し、1人寝用のリクライニングチェアを入れて、選手に使い方を教えた。

設備はごくシンプルなものだった。イルカの声もアロマオイルもないが、確実に目的を果たしてくれた。この施設を設置したことが、今日の「睡眠による回復法」へと続く重要な一歩となった。マンチェスター・ユナイテッド史上最強の——いや、サッカー史上最強の——チームの選手たちは、昼間に眠るという革新的な試みに心を開くことで、その恩恵を最大限に得ることができたのだ。

眠れなくても30分、心を「無」にする

じつをいうと、昼寝はどんな場所でもできる。ほとんどの人は、会議中や通勤電車の中で居眠りをした経験があるのではないだろうか。そんな場所で眠れるのなら、もっと整っ

た環境での仮眠を試してみてもいいはずだ。
勤務先に健康促進プログラムがなくても、**仮眠するスペースは探せないだろうか**。使っていない部屋や会議室、騒がしくない共同キッチンの片隅、スタッフルームのソファ。天気がよければ、外の公園やベンチでもいい。夜間の睡眠とは違い、ひと眠りするだけなので、**横になれる場所がなければ、座ったままでもいい**。トイレの個室に鍵をかけて昼寝をする人もいるし、パイロットは高度１万メートルを時速５００キロで飛行しながら、操縦席に座って眠っている。

周りの人の目を気にする必要もない。上手に仮眠が取れるようになれば、周囲は気づきもしなくなるからだ。

まずは、午後の時間のどこかで自分が快適に休める場所を探してみよう。

在宅勤務の人は、**日中の仮眠はベッドを使わずにソファかアームチェアを使うのがおすすめ**だ。ベッドは夜の睡眠か、午後に１サイクルの睡眠を90分フルに取るときに使おう。

また、昼寝の間は、できればスマホのメッセージなどの通知音が入らないように設定しておきたい。そしてアラームを「30分後」に設定しよう。そこまで時間が取れない人は、もっと短くてもかまわない。**30分未満の眠りでも効果はあるが、できるだけの時間を確保しよう**。

仮眠の態勢が整ったら、目を閉じて自然にまかせる。言うは易し、と思うだろうか。だが実際、これだけでたちまち眠ってしまう人もいる。そうして、10分か20分後に自然に目が覚める、あるいはアラームで目を覚ます。

他方、どうしても「昼寝ができない」という人もいる。だが、そんな人に朗報がある。**眠りに落ちる、落ちないはどちらでもいいのだ**。重要なのは、この時間を使って、目を閉じてしばらく現実から自分を切り離すことだ。眠ってしまえるならもちろん素晴らしいが、眠りに落ちるぎりぎりの、目覚めても眠ってもいない状態になるのもいいし、心を「無」にして何も考えずにぼんやりしているだけでもいい。

数分の仮眠でも、脳は「記憶の処理」をする

上手に休むために「補助」を使うのも手だ。瞑想にはいくつかの方法があるし、マインドフルネスのアプリなど、リラックスに使えるものを活用しよう。

ひととき日中のストレスや緊張から離れることで、後に就寝前のルーチンとして行う「ダウンロード」の一部を先取りすることができる。**意識の集中を解き、エネルギーを拡散させることで、その日のその時点までのイベントを脳内で消化して整理できる**のだ。

脳はパワフルなツールだ。訓練によって学習し、あらゆる進化を起こす。日常的に「午後のスランプ」の時間帯を活用するようになれば、「昼寝ができない」と言い続けてきた人も、以前より上手にできるようになるだろう。

夜間の睡眠サイクル数が少ないときや疲労がたまっているときは、昼寝が苦手でも、気づいたら居眠りをしているものだが、たとえそんなかたちで**わずか数分眠るだけでも、脳が記憶の処理を始めるには十分**だ。

仮眠から目覚めたなら、5分間を確保して、まずは「周囲を認識」し、「水分補給」をし、できれば「自然光」を浴びてほしい。

日中に仮眠を取ると、気分がよくなり、注意力が増すと同時に、睡眠への身体の要求が下がる。そのため、残りの午後の時間、さらには夜までの時間を快適に過ごすことができる。

夕方は午後5~7時に「回復期」がある

昼間の回復期を活用することができない人にも、チャンスは夕方にもう一度めぐってくる。職場から帰宅する通勤電車の中で居眠りをする、夕方帰宅してテレビの前でしばらくうとうとする、といった経験がある方には、すでにおなじみかもしれない。**夜、二度に分けて眠ることは、じつは特殊なことではない**。歴史学者のロジャー・イーカーチ教授は著書『失われた夜の歴史』（インターシフト）に、「人はかつて睡眠を二度に分割していた証拠がある」と記している。

二度というのは、**一度目は日没から夜中までで、二度目は夜中に数時間起きてから、再度夜明けまで眠る時間**だ。ただしそれは、人工光の使用によって日没後の活動が可能になる前であり、産業革命が時間の使い方を変える以前のことだ。

それ以後は、睡眠を分割して取ることは生産性第一の社会にとって無駄だと考えられるようになった。

私は、昔に戻ろうとすすめているわけではない。現代社会ではナイトライフが充実している。夜の楽しみは逃したくないものだ。

私が提案したいのは、午後5～7時（夜型のクロノタイプの人はもう少し後の時間）の時間帯を活用することだ。

この時間帯は、睡眠を欲する身体の要求が高い。前夜の睡眠が普段より少ない場合はなおさらだ。昼間の睡眠チャンスを逃したときは、夕方の30分をCRPに活用しよう。ここでは90分のフルサイクルは避けること。すぐ後の夜間の睡眠に差し障る。

午前9時〜午後5時勤務の人をはじめ、この時間枠は多くの人にとって実践しやすい。昼間のCRPが取りにくい人や、休憩を取ることができない職場環境の人は、夕方の枠を活用してみよう。

歳を取るにつれて、睡眠が「多相的」になる

一般に、加齢と共に、睡眠を欲する身体の要求が低下すると信じられているが、実際には、睡眠効率〔横になっている時間に対しての実際の睡眠時間の割合〕は年齢と共に低下するが、必要な睡眠量は低下しない。

そこで、できるだけ長く現役で仕事を続けることを望むシニア世代の人たちに、気をつけてほしいことがある。

高齢になるにつれて、睡眠の取り方が「多相睡眠」へと移行するため、眠くなる時間帯には、会議や打ち合わせを入れたり、刺激を過剰に与えて無理やり乗り切ろうとすることは避けて、上手に眠気を利用してほしい。

眠くなったら、静かな場所を見つけて、アラームを30分後に設定し、目を閉じる。これで作業効率がコーヒーを数杯飲んだときとは比較にならないほど上がり、夜間の睡眠サイ

クルの途切れや乱れを補うこともできる。

この時間帯に自宅のソファで居眠りしてしまうことが多い人は、もっと上手に仮眠を管理しよう。静かな場所に移動してアラームをセットし、CRPを取ることで、眠りの効果を最大限にすることができる。

ランチは必ず「外」で取る

昼間の睡眠チャンスを逃してしまい、夕方にCRPを取るときは、その日の午後に心がけてほしいことがある。調子が出ないという自覚がある時間帯になるべく負荷をかけないために、一日のスケジュールを調整することだ。

ランチ後の打ち合わせは、時間を変更できないだろうか。大きな変更が難しい人は、せめて**自分のできる範囲で仕事の順番を工夫しよう**。たとえばこの時間に、ファイリングやコピー、レポートの最終チェックといった、なるべく簡単な作業を行う。この時間を、銀行や郵便局に行くなど、外出がらみの用事にあてるのもよいだろう。

活力を与えてくれるという点では、どんなときにも自然光が私たちの味方になってくれる。

だから、**オフィス勤務の人は、自分の机でランチ休憩を取らないほうがいい**。机で食べたときは、食後に席を立ち、外に出て太陽の光を浴びて新鮮な空気を吸おう。それができない人は、**昼光色のライトを買って、机の前で活力の源を浴びる**工夫をするか、バルケー社の〈ヒューマン・チャージャー〉のような日光浴補助装置を使ってもいい。イヤホンの形なので音楽を聴いているように見えるが、耳の穴から松果腺《しょうかせん》に光を当てることで、ブライトライト・セラピー（高照度光照射セラピー）ができる装置だ。

どんな職種の人でも、**昼間の時間帯には何らかのかたちで光を浴びる**ようにしたいものだ。生産性が落ちて休憩が必要なときに光のパワーをチャージすることが、午後のスランプを乗り切るのに役立つことを覚えておこう。

日中の行動に「回復の時間」を組み込む

昼と夕方の「2つの睡眠チャンス」があてにできるとわかれば、自信がわき、夜間の睡眠のプレッシャーが軽減される。**夜にベッドに入るときに、睡眠不足の心配をせずにすむ**からだ。夜中に目が覚めても、翌日にCRPを取って補えることが安心材料になってくれる。

ただしこれらの時間帯は、長期的には夜間の睡眠のかわりにはならない。R90アプローチで、週に最低4回は理想のサイクル数で眠るようにアドバイスしているのは、**日中の仮眠はあくまで補助にすぎない**からだ。

それでも日中の仮眠を身体のリズムに合わせて取ることで次のような効果が得られる。

- **夜間の睡眠サイクルがよりうまく機能するようになる**
- **身体と脳の回復力が高まる**
- **気分と生産性の高さが維持できる**

「睡眠」とは、たんに身体を休ませることではない。毎日の24時間のプロセスのなかで、脳に回復の機会を与えることだ。

日中に仮眠を取る大きなチャンスは2度あるが、心身共に最高のパフォーマンスを求めたいなら、**一日を通じて、回復のために小さな時間枠を何度も活用する**ことにも目を向けてみよう。

つまり、仮眠を取るだけでなく、少しの時間を利用して「休憩」を取ることが大切だ。

スポーツの世界では、肉体を休ませることの必要性は誰の目にも明らかだ。息切れするほど激しいトレーニングを一コマ終えた後は、次のセッションに入る前に身体を回復させておく必要がある。

一方で、メンタルの回復も同じくらい重要であることを知ってほしい。**脳に入ってきた情報を定着させるには定期的に休憩を取る必要がある。**

さらに、休憩がなくては集中力を保てない。たとえ一流のパフォーマーでも注意散漫になるし、飽きてしまうことさえある。スポーツ界のエリート選手でも、タスクを長時間続けていると、やがて集中力が切れてしまうものだ。

プロでも集中は「1時間」しか保てない

オリンピック級の超一流のスキルを習得するためには1万時間の「限界的練習」（自分の能力を少しだけ超える負荷をかけ続ける練習）が必要だという、有名な「1万時間の法則」の根拠となる研究を行ったスイスの心理学者アンダース・エリクソンは、こう述べている。

「**多くの分野の一流のプロが、休憩なしで続ける練習時間は、わずか1時間前後だ。**（中略）一流の音楽家やアスリートの報告によると、『限界的練習』が途切れる大きな要因は、必要な集中力のレベルを維持できないことだ」[*6]

日常的な活動を「限界的練習」とまで壮大にとらえている人は少ないかもしれないが、この見解は私たちにもあてはまる。**休憩なしでは、仕事に必要な集中力のレベルを維持できないので、効率が落ちる**のだ。そして疲労がたまり、いらいらと不満がつのることになる。

ぜひとも休憩を活用しよう。可能なら1時間おきに仕事の手を止めたいところだが、それは無理、という人は、回復を「90分単位」で考えてみてほしい。

オフィス勤務の人は、1時間おきは難しくても90分おきなら机を離れる理由を探せるのではないだろうか。ショップ勤務や工場勤務など、時間に融通がききにくい仕事の人でも、90分おきなら実践の余地があるはずだ。

90分おきに「ストレスレベル」を下げる

休憩を取る時間がない？　だったら時間をつくろう。一度休憩したほうが、集中力のレベルが回復し、仕事の能率が上がるのだから。長時間の休憩でなくても、たとえばこんなことでもいい。

・移動してお茶を入れる
・(差し迫っていなくても)トイレに行く
・数分でも外出する
・椅子から立ち上がって同僚に話しかける
・席を離れて電話をかける

用事の内容はなんでもかまわない。大切なのは、仕事をしている環境から**フィジカルとメンタルをいったん切り離して、脳にわずかでも回復のチャンスを与える**ことだ。終日デスクワークという人は、ときどき席を立つことが健康にとってもいいはずだ。

実践しやすくするために、ちょっとした工夫を始めよう。たとえば、水を飲みに行く人を引き留める人はいないので、**自分の机に2リットルのボトルではなく、小さなコップを置く**ことで、もっとこまめに席を立って補給に行くことができる。

休憩の間にやることは、仮眠のときと同じだ。普段の環境から自分の思考を切り離し、しばらく周囲の雑音をさえぎる。つまり自分の「スイッチ」を切る。

この「頭の休憩タイム」を90分おきに取ると、直後からパフォーマンスが向上し、スト

レスレベルが下がる。

小休憩を日中に積み重ねることで、午後や夕方の疲労の防止にもなる。無意識のうちに、その時点で終えている仕事を脳が消化して整理するため、「今日のダウンロード」にも役立つ。疲労度や集中力の度合に応じて、90分おきの休憩をCRPとの合わせ技で使おう。

目を開けたまま「回復モード」に入る

少し練習すれば、「目を開けたままの仮眠」も可能だ。深く関わる必要のない会議や、あまり口を出さなくていいグループでの会話の時間に、一歩引いて、頭を少し休ませるのだ。このようなかたちで頭を休ませれば、人がたくさんいる部屋でも、**周囲に気づかれることなく、目を開けたまま効率的な「仮眠」を取ることができる**。

椅子から立ち上がり、同僚に話しかけて、昨晩のサッカーの試合や観たテレビの感想など、集中力を必要としない会話をすることで休憩するという手もある。心地のよい楽な会話は、頭と心を休めてくれる。相手の話が長くなったときは、気持ちのうえで少し距離を置けばいい。

机でヘッドホンを使える人は、瞑想のアプリなどを聴いて、1、2分、自分のスイッチを切ることもできる。私の場合は、思い入れのある磨いた石をひとつ持ち歩いている。自分のスイッチを切りたいとき、**ポケットに手を入れて石を握り、しばらくぼうっとすることで、心の回復をはかっているの**だ。会話の最中に私がこれをやっていても、あなたはまったく気づかないはずだ。

最初のうちは、**スマホのタイマーを90分おきに設定して、休憩を思い出す**ようにする。ほどなく90分サイクルの感覚がわかるようになり、タイマーが必要なくなり、仕事から離れるタイミングが自然にわかってくるはずだ。

夜間だけでなく、一日24時間が90分サイクルに分割できる。これを「活動期」と「回復期」の調整に意識的に利用しよう。サイクルを意識すると、一日を通じて次のような回復期を使えることがわかる。

- **夜間の睡眠サイクル**
- **就寝前と起床後のルーチン**
- **CRP（日中の回復時間）**
- **90分おきの小休憩**

このサイクルが認識できる人は、一日を「前進、前進、また前進」の一直線だとは考えない。仕事をがんばった後にベッドに倒れこんで、なんとなく8時間くらい（またはもっと少ない）睡眠を取り、翌朝また同じことの繰り返し……にはならないのだ。

休憩タイムに慣れてきたら、さまざまな工夫を凝らし、この時間を「『究極の睡眠』の7つのルール」の他の項目の補強に役立てることを意識しよう。

たとえば**90分おきにテクノロジーから離れる**。休憩中のテクノロジー断ちは、就寝前と起床後のルーチンと同じく、身体と心にプラスの影響を与える。まず5分から始めて、できれば20分に増やし、メールやSNSにつながっている時間を90分のうち70分に抑える。

休憩タイムのテクノロジー断ちは自信につながると同時に、就寝前にテクノロジーを減らすためのトレーニングになる。

「眠くなる時間帯」にすべきこと

昼寝の評判はよろしくない。やっている人は「だらけている」「仕事嫌い」のレッテルを貼られ、あのスペイン人でさえ、シエスタの習慣の廃止を検討している。

多くの企業が健康推進プログラムを勧めているとはいえ、「回復タイム」の必要性の意識が低いままの職場環境にいる人があまりにも多い。そろそろ変革が必要だ。

「居眠りをしていると負ける」というひどい言い回しが、「チャンスの前髪」をつかみたいビジネスパーソンの座右の銘になっているが、燃え尽き症候群の仲間入りをしたくなければ、新しい考え方を取り入れよう。回復に関していえば、**「居眠りをしなければ、最終的には負ける」**のだ。

英運輸省は、幹線道路での事故の4分の1が睡眠関連であると推定している。[*7] 米国では、日中の交通事故の時刻と眠りに関連性があると報告されている。[*8]

最も事故が起きやすい時間帯は、意外ではないかもしれないが、午前2〜6時と、「午後のスランプ」の時間帯にあたる午後2〜4時なのだ。**たとえドライバーが睡眠不足でなくても、この時間帯に事故を起こすことが多い**。

疲労感は生命の危機につながるし、仕事のパフォーマンスを台なしにする。一流のアスリートは昼寝を活用しているが、選手たちは「だらけている」わけでも「怠け者」なわけでもない。

さらに、アンダース・エリクソンが指摘するように、スポーツ以外の分野でも、**有名作家や音楽家など第一線で活躍する人は、「回復目的の昼寝をする傾向が高い」**。[*9]

一流の人に学びたいのであれば、休憩して回復することを学ぶべきなのだ。企業は既存の習慣を見直して、この時間帯を深刻にとらえるべきだ。ランチ後の不調が出やすい時間帯に、こんな対策を講じてはどうだろう。

・「会議」や「ミーティング」を最小限に減らす
・従業員に、職場から短時間離れる許可を与える
・「定期的な休憩」を促進する
・従業員がＣＲＰを取れる「施設」を提供し、推進する
・「世界一幸せで生産的な組織を創る」という大胆な哲学をかかげるグーグル社など、巨大ＩＴ企業のフレキシブルな勤務体制や職場文化を見習う

まずは「休憩」を真剣に扱うことから始めよう。

長い目で見ると、企業に生産性の向上と幸福が手に入るはずだ――そして、もちろんあなたにも。

「究極の睡眠」の7つのルール❺

日中に「回復時間」を導入する

1. 昼間の「睡眠チャンス」（午後1～3時）にCRPを取る。これは、概日リズムと調和しつつ夜間の睡眠サイクルを補うのに最適の方法だ。

2. 次善の策は、夕方（午後5～7時）にCRPを取ること。ただし夜間の睡眠に影響を与えないために最大でも30分に抑える。

3. 昼間に眠れない人は30分、自分の「スイッチ」を切る。周りからの刺激を遮断しよう。

4. 90分おきに「休憩」する。これによって頭をリフレッシュして集中力のレベルを上げる。

5. 人の休憩を認める。職場で昼寝をする人を「怠け者」扱いするのをやめよう。「居眠りをしなければ、負ける」のだ。

6. 自分に適した「補助」を使う。目の前の環境から距離を置くために「瞑想のアプリ」を利用する、「マインドフルネス瞑想」をする、など。

7. スケジュールを調整する。どうしても休憩が取れない人は、なるべく「午後のスランプ」の時間帯に負荷のかかる仕事を入れないようにスケジュールを組む。

第6章

自分だけの「スリープキット」を整える

パーフェクトな寝床を追求する

若くて野心的なカップルが、マンションを購入した。家具付きの賃貸で何年も使っていた寝具とおさらばして、初めてダブルベッドとマットレスを買うことになった。

二人でリサーチをし、さまざまなウェブサイトを調べ、マットレスにできるだけお金をかけるべきだと知った。

いいマットレスは10年もつので、投資のしがいがあるという。低反発マットレスやポケットコイルスプリングマットレスがおすすめされている。そして、**フレームよりマットレスにお金をかけること**。二人は、基本はわかったと感じた。予算もはっきりしている。

ところが二人は、ネットで見つけてデザインが気に入ったダブルベッドのフレームを購入して、予算の半分を使ってしまった。だが、マットレスはネットでは買わない。実際に試してから買うべし、というアドバイスを読んだからだ。

二人はマットレスの専門店に出向いた。候補のマットレスに5分から10分間、実際に寝てみて感触を確かめるためだ。

「マットレス」はどう選べばいいのか？

二人が店に入ると、店員が出迎え、すばやく品定めした。高価な腕時計と仕立てのよいジャケットとブランド品のバッグを見て、店員は決めた。この客には、２０００ポンド（約30万円）をスタートラインにしよう。

店員は二人に、ポケットコイルスプリングマットレスのなかでも、最上位モデルを紹介した。値段は張りますが、長い目で見て非常にお得ですよ。店員は笑顔で言った。「姿勢が驚くほどよくなります」

高級なデザインで、スプリングが数千個入っている。しかし値段を告げたときに二人の表情がくもったので、価格を下げて１５００ポンドの商品を紹介し、次に１０００ポンドのものを見せた。

二人はベッドからベッドへと移動して、腰を下ろしては、数分間背中をつけて寝ころんだ。貸してもらった枕を使って、寝る姿勢を取ってみる。

「これもどうぞ、お試しください」

と、店員が声をかける。

二人は声を上げて笑いながらベッドに乗り、照明がまぶしい店内で目を閉じている。

お楽しみの時間がそろそろ終わり、決断する瞬間がやってくる。

「きみは、どれがいちばん寝心地がよかった？」

「わからない。２つめかしら？　マットレスがほどよくしっかりしていて、硬すぎないのがいいわ」

２つめの候補は、予算を５００ポンド超過しているけれど、中ぐらいのモデルであり、いちばん価格が安いものよりもスプリングの数が多いのが安心できる。これならいいんじゃないか、と、二人は思う。店員のほうを向いて、声をそろえてこう言う。

「これにします」

店員は満面の笑みを浮かべて、「素晴らしいお買い物だと思います」と応じる。

二人は、予定より５００ポンド多く払って店を後にした。念願のダブルサイズのマットレスが手に入ったし、なによりこれであと10年は、こうして大変な買い物をしなくてすむのが嬉しかった。

ところで、**二人の選択は正しかったのだろうか？**

「スプリング」が多くても意味がない

ここまで行き当たりばったりに、これほど高額の買い物をするものを、あなたは他に思いつくだろうか？　たとえば、車を購入するとき。広告まがいの新聞記事や、売り手が書いたネットの「ヒント集」だけの情報を頼りに店に入るだろうか？　なにしろあなたは、残りの人生の何分の1かの時間、その商品を使おうとしているのだ。

だが毎年、大勢の人がそんなことをしている。何の知識もなく店に入り、店員に言われるままにマットレスを試し、その結果、用はなしても自分の身体や生活を改善する役には立たない代物を手に入れて店を後にする。**買った商品がいいか悪いかさえわからない**。よしあしの基準を知らないからだ。

ベッドやマットレスを買う機会はめったにない。そのせいで、信頼できる最新情報を持っている人はほとんどいない。

なぜこんなことになるのだろう？　ベッドはたんにデザインで選ぶ。そして、**マットレスはなんとなく選ぶ人が大半だ**。

新しく買うときは、ネットで表面的にリサーチをするだけだ。ネット上には真逆のアドバイスがあふれていて、ほとんどは「マットレスはいいものを選ぶように」と書いている。ただし、その詳細や核心にはふれられておらず、**買うべき価格帯や耐久年数についての情報ばかりが流れている**。

ベッドの販売店や製造元は、消費者はたいした情報を持っていないということを十分承知だ。私もよくわかっている。長年この業界で仕事をしており、まさに現在も、アスリートを顧客としたマットレスやベッドのプロデュースもしているからだ。

たとえば私が、売れさえすればいいというような業者なら、とりあえずスプリングは２０００個ほど入れるだろうか。ライバル業者のスプリングマットレスが１５００個なので、１５００より２０００のほうが聞こえがいいからだ。軍拡競争のごとく、さらに数を増やすためにより小さいスプリングを製造する。

実際のところ、ここは競うポイントではないのだが、買う人には基準がないので、よくわからない。もしかしたら、本当に必要なスプリングは50程度かもしれないのに。

先ほどのカップルも、与えられた情報について問いただすことはなかった。なんとなく多いほうがいいだろうと考えたのだ。しかも、小さな文字の但し書きに気づいていない。２０００個のスプリングはキングサイズのマットレスの数であり、サイズが下がるとスプリングの数も減るのだ。販売側がわざわざこれを説明するとは限らない。

寝ている間に「腰」を守る

私が初めてマンチェスター・ユナイテッドに関わったとき、背中に問題を抱えていたガリー・パリスターという選手にアドバイスをさせてもらった。

彼はベテランのディフェンダーで、何年も第一線で試合を続けていたのが身体に響いた。腰の張りや痛みに苦しんでいたが、脊椎《せきつい》手術に踏み切ることは、いまの医学でさえ最後の手段になるほどの大ごとだ。

チームでは、手術はせずに、可能な限り慎重に彼を扱っていた。理学療法士のリーダーであるデーヴ・フェーヴルは、連日ガリーの治療にかなりの時間をあて、ガリーのトレーニングの時間を最小限に減らした。さらには、チームコーチの椅子を取り払って、腰椎をサポートするチェアベッドを設置することまで検討されていた。

私が着任したとき、彼はチームからほぼ隔離されてリハビリしていた。にもかかわらず、ガリーが睡眠を取るマットレスが彼の姿勢に合わないために、コンディションが悪化していた。

そこで、マットレスを交換してみたところ、ほどなくデーヴによる治療時間は短くなっていった。治ったわけではないはずだが、悪化することはなくなり、椅子を改造する必要もなくなった。

超一流のアスリートがベッドの専門店に来店したら、先ほどの店員は、冒頭のカップルのときよりもはるかに高額な、最高級のマットレスを真っ先にすすめるだろう。

しかし、マットレスに大金をはたいたとして、それが正しい選択とは限らない。店員は、専門用語を並べ立てていちばん高い商品を売りたいのだから。

「姿勢」で眠りの深さが変わる

ここでごく簡単に、あなたが買おうとしているマットレスが正しいかどうかを判別する確実な方法を紹介しよう。

まずは、あなたが正しい睡眠ポジションを取っているかを確認したい。

前章までは、「就寝前と起床後の準備」と、睡眠サイクルに合わせた「就寝時刻の調整」、昼間にできる「睡眠不足を補う方法」について説明してきた。要するに、睡眠の前後に「何をすべきか」についての話だ。

ここでは、いよいよ夜にベッドに横になってからの眠り方について考える。

寝るときの姿勢には3つのタイプがある。誰でも知っているだろうが、「あお向け」「うつぶせ」「横向き」だ。

もちろん、姿勢はきっちりと3タイプに分けられるわけではなく、眠っている間に手足をあらゆる方向にねじって3種類の境界線上にいたり、登山家が見たら「崖から落ちて宙ぶらりんになっている」のかと思うような不思議な姿勢のこともある。

だが、基本は「あお向け」「うつぶせ」「横向き」の3つだ。

「あお向け寝」は気道が狭くなる

かなり多くの人が「あお向け」の姿勢で眠っている。この姿勢は（いい姿勢をさまたげる枕を使っていなければ）背中と首をまっすぐに保てるので整体的なメリットがある。しかし、のどの力がゆるむため、気道がせまくなる。

英国いびき・睡眠時無呼吸協会によると、**「あお向けの姿勢で眠る人は、横向きで眠る人に比べていびきをかきやすく、無呼吸になりやすい」**。いびきや無呼吸は眠りをさまたげる原因であり、「睡眠サイクルを損なう」「浅い眠りで一晩すごす」といった可能性につながる。パートナーと寝ている人は、パートナーにも同じ悪影響を与え、関係がぎくしゃくする原因にもなる。

また、あお向けで眠ると無防備な感じが消えず、脳が警戒態勢を保ったままになる。

「うつぶせ寝」は首と背骨に負担をかける

「うつぶせ寝」はいびき防止にはつながるが、多くの問題が生じる。腹部を下にして眠ると、背骨が不自然にねじれ、枕に顔をつけて眠りでもしない限り、首もねじれてしまう（もちろん枕に顔をつけて眠るなど問題外だ）。**腰痛や首の痛み等、あらゆる姿勢の問題は、うつぶせ寝に端を発することが多い**。

さらに、終日パソコンの前に座っていたり、頻繁にスマートフォンなどの手持ちのデバイスを見下ろしていることから生じる姿勢の問題の悪化につながり、首と背骨にさらなる悪影響をおよぼす。

「横向き寝」が深い睡眠をもたらす

私が唯一おすすめできる姿勢は「横向き寝」だ。ただし、左右のどちらを下にするかにも注意が必要だ。私が指導しているアスリートには、夜ベッドに入るとき、非優位な側（利き手・利き足と逆側）を下にして胎児《たいじ》姿勢で寝てもらう。

理由は、あまり使わないサイドのほうが、感覚が鈍いからだ。

右利きの人は左側を下に、左利きの人は右側を下にする。生まれつき両利きの人は、反射的に身を守るときに「どちらの手が出るか」で判断するといい。その手と反対側を下にする。

胎児姿勢になるには、膝と腕を軽く曲げて胸の前に軽く引き寄せる。首・背骨・腰がなめらかなラインを描くような姿勢。夜の間、できるだけ長くこの姿勢を保とう（数時間の睡眠の間に動くことはあっても、マットレスがよければ、長時間この姿勢を保てる）。

背骨と首が自然な位置におさまることで、姿勢の問題が予防できる。いびきや無呼吸が減少する。あなたの脳もこの体勢を好んでいる。利き手と利き足が心臓やその他の臓器、生殖器を保護するため、身体が安全だと感じるのだ。

私はかつてヨーロッパを旅行していたとき、ときどき終電を逃して行くところがなく、駅で夜を明かすことがあった。そんなとき、地面に横たわり、バックパックを枕にして貴重品を上着の内ポケットにしまい、利き手でおおった。もし誰かがスリを試みても、身体の強いほうのサイドで守れるからだ。

このような、問題が起きそうな場所で無防備に眠るときと同じ姿勢を、自宅でもぜひ使ってみよう。脳が安全を感じ取り、身体が微動だにしないほどのレム睡眠と深い眠りに入れるようになる。

眠る姿勢でその人の性格がわかる、という心理学の文献が出回っているが、私が推奨する眠りの姿勢については、メンタルとフィジカルをしっかりと回復させる目的のみに理由があると考えてほしい。

「床の上」に横向きに寝てみる

さあ、マットレスのチェックに入ろう。新しく買うときに店で試してみてもいいし、いま使っているマットレスを点検してもいいだろう。この章の冒頭で、若いカップルは寝具販売店で何をすべきだったのか、その答えがわかる。

パートナーまたは友人に協力してもらえれば簡単だが、ひとりでも携帯電話のカメラを使ってチェックすることができる。

まずはまっすぐに立ち、軽く腕組みをする。**膝を、浅くスクワットをするように曲げ、バランスが取れたラクな姿勢になる**。これが立ったときの「胎児姿勢」だ。

次は、床に寝て、同じ姿勢を取る。利き手ではないほうを下にして横向きで寝て、しばらく姿勢をキープ。パートナーか友人に見てもらっているなら、**頭と床のすき間がどれだけあるかわかるだろう**。カメラで自撮りして見てみてもいい。首の違和感にも気づくはずだ（このすき間を従来埋めているのが枕だ）。

そうして横になっていると、硬い表面の上で肩と腰に圧がかかってくる。思わず身体を動かして調整したくなるが、**それは実際に寝ている間に、マットレスの面が硬すぎるときに起こること**だ。面が筋肉と関節にこすれて炎症の原因にもなる。床に寝ているうちに、最終的にはあお向けになる人がほとんどだ。しかしそれでは回復の「質」が犠牲になってしまう。

身体を「均等」に沈ませる

だから、**候補のマットレスをチェックするときは「横向き寝」の姿勢で試すべき**なのだ。自宅のマットレスをチェックするときは、ベッドのシーツをはがし、枕も取りのぞいてマットレスだけの状態にする。ベッドの販売店ではむきだしのマットレスで試せることが多いが、**もしシーツがついていたら、外させてもらおう**。先ほどの姿勢を取って横になったら、パートナーか友人を呼んでくるか、自撮りをして、頭と面のすき間を測る。

頭と首と背骨が一直線の状態で、頭とマットレスの間に6センチ（両手のひらを重ねた高さぐらい）かそれ以上の差があり、床で寝たときと同じように**頭が面のほうに落ちるの**

なら、そのマットレスは硬すぎる。十分な快適さが得られず、正しい姿勢がキープできない。

反対に、腰がマットレスに沈んで身体のラインが一直線にならず、マットレスによって頭が少し持ち上げられてしまうときは、マットレスが柔らかすぎる。

正しく調整されたマットレスの表面は、**身体の形と重みをしっかりと受け止め、体重を均等に分散し、まっすぐな身体のラインをつくってくれる**。

ベッド専門店でマットレスを試して、次ページの図のようにならなければ別のマットレスを試そう。いくら材質がよくても価格が高くても、**自宅のマットレスがこうでないなら、交換を考えるべきだ**。予算が取れない人もがっかりしないでほしい。低予算で補える方法がある。既存のマットレスの上に重ねる「マットレストッパー」だ。

身体に合ったマットレストッパーをマットレスの上に重ねることで、睡眠中に必要とされる姿勢を保ちやすくなる。さらにその上にコンフォーター（薄手の羽毛布団。実質、マットレスサイズのボディ用の枕のようなもの）を重ねれば快適さがさらに増し、筋肉や関節を保護することができる。

ところが、多くの人は毎晩の貴重な睡眠の時間を、間違ったマットレスの上で、しかも不要なアイテムを使って過ごしているのが現状だ。

「正しいマットレス」に寝たときの胎児姿勢

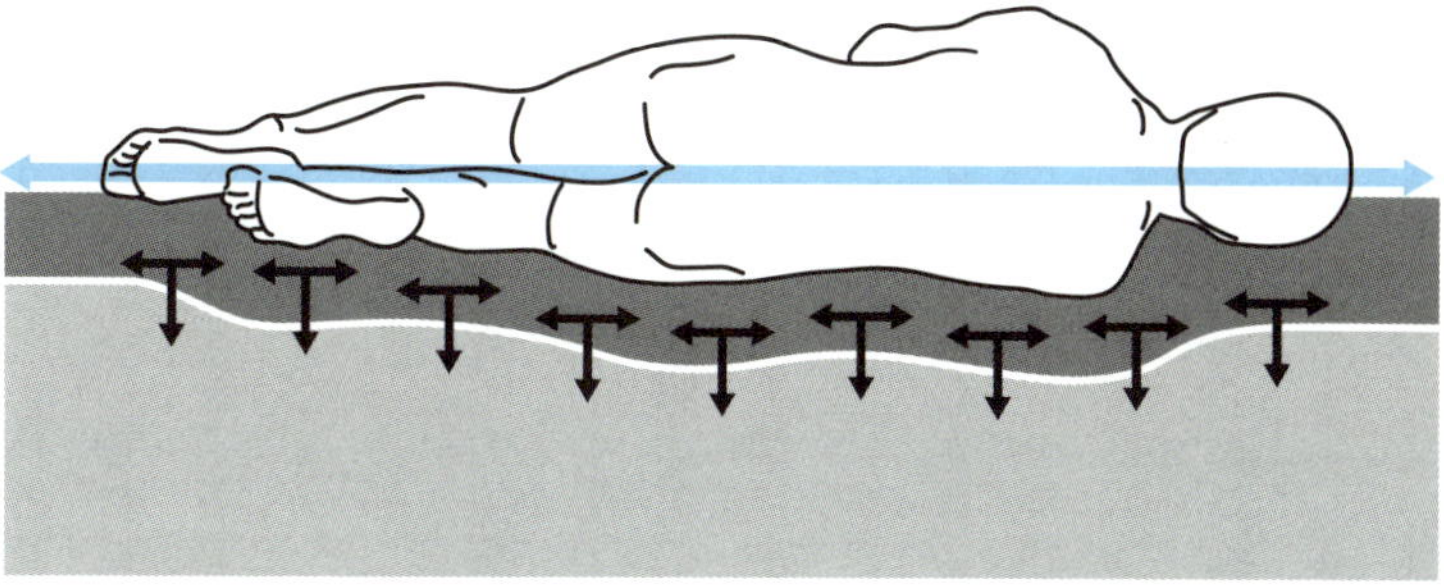

ピロートーク——最高の枕って？

あなたは靴を買うとき、好みのブランドの店に行って自分のサイズの在庫をたずねるはずだ。お目当てのサイズが品切れで、どうしてもいまほしいとき、選択肢はひとつしかない。歩くと痛いので小さいサイズに妥協はできない。大きいサイズなら、インソール（中敷き）を使う気であれば買うことができる。

枕は、フィットしないマットレスに使うインソールだと考えてほしい。マットレスが硬すぎるときに、頭と面のすき間を埋めるために使うアイテムだ。

マットレスが柔らかすぎるときは、枕があると頭がさらに押し出されてラインが崩れるため、身体のゆがみの原因になる。もし枕を2個重ねて使っているという人がいたら、**かなり硬いマットレスを使っていない**

限り、トラブルの原因を積み重ねていることになる。

いまは、さまざまな種類の枕が売り出されている。形状記憶、羽毛、手ごろなポリエステル製、いびき防止、それからベッド業界も大好きな「姿勢矯正」枕。高級な布地や詰めもの（シベリアングースダウンなどの羽毛）からベーシックな化学繊維までよりどりみどりだ（ただし、枕カバーをかぶせてしまえば、見た目はどれもほぼ同じ）。

しかし、**製造メーカーの主張や値段にかかわらず、どの枕も役割は同じ**。マットレスの補正をしているだけだ。

正しいマットレスで眠っていれば、本当は枕を使う必要はないのである。

とはいえ、枕を使う習慣をやめるのは難しい。みんな枕が大好きだし、なじみがありすぎるからだ。

枕を抱きしめて寝るのが好きな人もいれば、ベッドに入る前に枕カバーを替えたり干してふかふかにしたりするのが好きな人もいる。眠れないときのうさばらしにサンドバッグ代わりにする人もいるだろう。

ならば、**寝心地重視の薄い枕をひとつだけ持っていればいいだろう**。正しく調整されたマットレスにフィットするものを選ぼう。それから、高価な姿勢矯正枕を買うよりも、特売のポリエステル製の普通の枕のほうがよい選択だ。

あなたが「寝ている場所」は小さすぎる

先ほどの若いカップルは、マットレス選びに多くの間違いをおかした。そして、おそらく**最大のミスは、店に入る前にしていた。「ダブルベッドを買う」と決めたことだ**。

ほとんどの人の場合、子ども時代に与えられた最初のベッドは、90センチ幅で縦が190〜200センチほどの普通のシングルサイズだったことだろう。このシングルサイズを思春期から成人ぐらいまで使い続けたのち、たいていは実家から出るときにダブルベッドにグレードアップする。

ダブルベッドの幅は135〜140センチ。**これが「2倍《ダブル》」でないことは数学者でなくても計算できる**。それなりの年齢になるまでの人生のほとんどをシングルベッドのスペースで過ごして来た者同士が、たった50パーセント増のスペースに二人で寝ることになれば、どんなことが起きる？　あなたの眠りの質は保たれるだろうか？

ベッドの販売業者が売っている本当の意味での「ダブル」のベッドは1種類しかない。キングサイズだ。ちょっと手が出せない雰囲気の名称だが、**その幅は180センチと、シングルベッドのきっかり倍の幅なのだ**。

もしもあなたが睡眠とパートナーを心から大切にしていて、部屋に置けるだけのスペースがあるのなら、これが買うべきマットレスの「最小限」の大きさだ。「キングサイズ」はシングルサイズのスペースに二人並んで寝るためのサイズ。「ダブルベッド」は一人用のベッドだと覚えておこう。

マットレスは床に「じか置き」でいい

サイドテーブルなど家具を手放さなければキングサイズが置けない、という人は、ぜひそうしてほしい――ベッドのほうが大切だ。ベッドのフレームを大きなものに買い替えるお金がない人は、**フレームを手放して床に新しいマットレスをじかに置こう**。

先ほどの若いカップルは最初の予算の50パーセントをフレームに使った。多くの情報源が、フレームよりもマットレスにお金をかけることを推奨しているが、マットレスに予算の100パーセントを使ったっていいのだ。

ちなみに私はベッドフレームを製造さえしていない。プロデュースしているのは眠る「面」だけだ。フレームは主に装飾目的であり、寝室の見栄《みば》えをよくするためにある。**頑丈で、マットレスを載せる水平面さえあれば、なんだってかまわない**。木製のパレット

（すのこ）にマットレスを載せれば、インダストリアルシックでおしゃれだし、低コストだ。マットレスを床にじか置きしてもいい。

実際に、多くのアスリートは床にスリープキットを置いて眠るのを好むし、熱は部屋の上のほうに向かうので、床に寝たほうが涼しい。

ベッドの面積が小さいと、パートナーの眠りをさまたげやすくなる。パートナーが投げ出した片足や片腕が夜中に当たる。すぐ横で寝返りをうったり、枕をいじったりする。至近距離で呼吸をして、息がかかったりもする。そのせいで睡眠サイクルが邪魔され、脳と身体が求める深い眠りに行きつけないこともあるのだ。

シンプルに「確実な変化」をつかむ

2009年、イギリスの自転車競技連盟「ブリティッシュ・サイクリング」の当時のヘッドコーチ、シェーン・サットンが、私を「マージナル・ゲイン（小さな改善の積み重ね）」戦略のリーダーであるマット・パーカーに引き合わせた。

それまで彼らが検討していた睡眠についての理論的・臨床的な専門家の助言は、あまりにも干渉的で実践しにくかったこともあり、私がマットと密接に関わりながら睡眠指導をすることになった。長年かけて確立したテクニックと指導法を導入して、より効果的な回復が得られるポイントを探った。

その後私は、**メンタルとフィジカルの回復を得るための斬新なアプローチ**を、サー・デヴィッド・ブレールスフォードと世界中から集結した最高のコーチとスポーツサイエンスの専門家チームの前で発表した。そうして得られた反応はシンプルだった。

「これは確実な変化をもたらすだろう」

自転車競技に関わらせてもらえたのは、心躍る経験だった。スカイ社はブリティッシュ・サイクリングに多大な投資をしてプロチームを発足し、サー・ブラッドリー・ウィギンスを含む一流のサイクリストたちと契約した。そして、**ツール・ド・フランスの表彰台にイギリス人選手を上げる**という大きな野望を目標にした。

その実現に向けて、チームはありとあらゆることに徹底的に取り組んだ——自転車本体の工夫や選手の体力づくり、戦略といった目に見える内容から、心理戦や選手のウィルス対策（過酷なツール・ド・フランスは咳《せき》をしていては戦えない）、そしてもちろん、睡眠対策のような目につきにくいことまで。

すべては、「マージナル・ゲイン集団」としてのアプローチの一環だ。勝利に関わる要素をひとつ残らず、たとえ1パーセントでも向上させることで、総合的に大幅な進歩を目指したのだ。

私は「『究極の睡眠』の7つのルール」を紹介し、選手だけでなくスタッフ全員に**「サイクル数で眠る」ことの重要性**を訴えた。また、回復のために細かな休憩を活用することや自宅の環境の整えかたなど、さまざまな手ほどきを行った。しかし私には、もっと大きなインパクトを与えるための方法があることがわかっていた。

毎日同じ面で眠って「回復力」をつける

R90アプローチの鍵となるのは「一貫性」だ。選手はつねに同じプランで栄養管理をし、同じギアを装着して同じ自転車で走る。

しかし、ツアーの最中、彼らは毎晩違うホテルの違うベッドの上で眠るはめになる。そこで私は、選手がそれぞれに適した**同じ「面」の上で毎晩眠れるように、携帯用の寝具一式《スリープキット》を開発した**。

これは、簡単にいえば持ち運びのできるシングルベッドだ。選手によって2層または3層の低反発素材のフォーム（実質、マットレストッパーのようなもの）の上にコンフォーター（薄手の羽毛布団）を重ねている。さらに、取り外して洗濯ができるカバーと、薄い枕と薄手と厚手の掛け布団、シーツが一揃いになっている。

専用のバックパックに一式が収納できるので、二つ折りにしてジッパーを閉めれば、もののの数秒で運びだすことが可能だ。ふたたび使うときは、部屋に運び込んでジッパーを開け、寝る場所に置くだけ。ベッドのフレームの上に置いても、床に直接置いてもいい。

自転車選手たちにとって、これは革命だった。このスリープキットは自宅でも使えるので、私が指導した眠り方に身体を慣らすことができ、大会のときは選手全員分のスリープキットをチームスカイの車に積んで移動できる。

2012年のツール・ド・フランスの優勝キャンペーンのとき、ブラッドリー・ウィギンスが寝ていたのはこのフォームを重ねたものだった。

2012年のロンドンオリンピックでは、サー・クリス・ホイはベッドを使わず、5つ星ホテルの床に自前のスリープキットを敷いて寝ていた。彼は2個の金メダルを獲得したこの大会で、ロンドンのストラトフォードのオリンピック村に移動するときは、ヘリコプターにスリープキットを搭載してヘリコプターの床で眠った。

選手とチームメイトたちは、**来る日も来る日も身体のラインをまっすぐにして眠り、メンタルとフィジカルの回復に最善をつくした。**彼らには、若いカップルが買ったような数千個のスプリングが入った重いマットレスは必要がなかった。

だとしたら、あなたにはどうだろう？

自分だけの「最高の寝具」をつくる

サイクルスポーツ界の頂点に君臨するチームスカイは、一人ひとりの体型に合わせたオーダーメイドの商品を購入することができるが、私がスリープキットを提供しているのは、彼らだけではない。私が指導するなかには、乏しい財源で生活をしているアスリートもいる。

２０２０年のオリンピック出場を目指す16歳から18歳のＢＭＸライダーたちだ。彼らの財源は親からのみ。「プロフェッショナル価格」ではなく「アマチュア価格」で最高の回復を求める気鋭のサイクリストたちだ。スリープキットは、そういった人たちにも手が届くものであるべきだ。

あなたにもプロを導く理念に基づいた「自分だけのスリープキット」をつくることができる。海外にまで持ちださない、家の中で使えるものを。

理想的な大きさはキングサイズ、構成は予算に合わせて選べ、夜間のサイクルを最大限に活用できるものだ。

1、2年ごとに安いものを買う――「10年もの」はいらない

マットレスの寿命についてはさまざまな見解があり、7年で買い替えるべきだと言う販売員もいれば、10年もつと言う製造業者もいる。先ほどの若いカップルがマットレス1枚に150ポンド（約20万円）を支払い、「1年あたりたったの150ポンド（約2万円）払うのと同じ」と考えるのは、この理屈だ。

しかし私なら、10年単位で考えるのでなく、**150ポンドを1年ごとに、もしくは300ポンドを2年ごとに使って寝具をそろえる**。

私はスランバーランド社の販売・マーケティング部長と英国睡眠協会《スリープカウンシル》の会長を兼任していたとき、業界の人間として、消費者にベッドの頻繁な買い替えを推進する立場だった。

当時のベッドの平均的な寿命は20年超だったので、製造者と販売者が一丸となり、10年おきの買い替えを推し進めたのだ（なお、現在も寿命についての考え方は不透明だ。7年から10年での買い替えをすすめるのであれば、なぜ10年保証や永久保証をつけるのか。予算があるだけ投資せよという販売員のロジックを正当化したいだけかもしれない）。

マットレスの上で自分が何をするのかを考えてみればいい。セックスをするし、暑い夏の期間はたっぷり汗をかく。布団の中で一日をすごしてテイクアウトの食事を取ったり、週末にベッドで朝食を楽しんだりするかもしれない。子どもがいれば、ベッドで飛び跳ねて騒いだり汚したりもする。ペットをベッドに上げる人さえいる。

体液や毛やはがれた皮膚細胞とマットレスを隔てるのは、わずかシーツ一枚なのに、**どうして10年も同じマットレスに執着するのか？** しみや汚れに愛着があるから？

表面のダメージだけではない。マットレスは時間とともに劣化する。**いくら高価なものであっても、マットレスの面は、年月の経過に耐えられない**。一晩8時間、あなた（とパートナー）が体重をかけることで劣化するのだ。ほどなくイエダニが増えて、ここを住処《すみか》にするだろう（この件はすぐ後でふれる）。

体を支える「層」をつくる

マットレスへのアプローチを変えよう。10年おきに全部取り換えるのではなく、寝具をパーツごとに組み立てるのだ。

まずはメインとなる表層部から。

手持ちのマットレスを使ってもよいし、自分（とパートナー）の体によりフィットしたものを新しく買ってもせいぜい200～300ポンド（約3万～4万5000円）程度だ。この上にマットレストッパーを重ねて寝床をつくる（追加で5～8センチの厚みが出るのが理想だ）。

いまのマットレスが体型にぴったりではない場合、こうして**2枚重ねにすることで、コストを抑えて改良することができる**。いまのマットレスがちょうどよくても、もう1枚重ねることでさらなる改善が見込まれ、寝心地がさらによくなるかもしれない。

この上にコンフォーター（薄手の羽毛布団）か、それがなければ、せめてマットレス・プロテクターを加えよう。自分の体に合った素材を重ねることで、あなたにも、唯一無二、オリジナルの睡眠マットをカスタマイズすることができる。

1、2年ごとにパーツを交換して段階的に「増設」するほうが、10年おきに大金をかけるよりもお得感があるはずだ。前に説明した汚れや素材の劣化への心配も減る。というのも、汚れや劣化の影響が大きいのはいちばん上の面なので、ここだけ取り換えの頻度を上げればよいからだ。

「通気性」のよいものを選ぶ

寝具に使うカバーやシーツ類は、抗アレルギー性（低アレルゲン）のものが望ましい。アレルギーのある・なしにかかわらず、**すべての寝具に抗アレルギー性のものを使うべきだ。**

イエダニは、カーペットや洋服や寝具に潜んでいる。湿気の多い環境とはがれた皮膚が大好物だ。アレルギー反応を引き起こすのはダニそのものではなく、そのフンだ。環境づくりが間違っていると、あなたは大量のフンの上で眠ることになってしまう。

アレルゲン（アレルギー原因物質）は、夜間の呼吸に影響する可能性がある。鼻での呼吸が難しくなり、**いびきや睡眠時無呼吸症候群、ドライマウス等、口呼吸の弊害が睡眠サイクルをさまたげる**可能性がある。もしもあなたが、低刺激の寝具（マットレス、マットレスカバー、シーツ、掛け布団と布団カバー、枕と枕カバー）で眠ることができれば、これもまた「マージナル・ゲイン」になる。

また、寝具はすべて通気性のよいものを選ぼう。好ましくない温度変化を予防するためだ。

私が使っている寝具はマイクロファイバーを使用している。この素材を使った枕は頭を涼しく保つことができる。掛け布団も軽量で通気性がいい。**この掛け布団はさらに、薄めの羽毛インナーと厚手の羽毛インナーを2枚合わせにしてもばらばらにしても使用できるものを使っている。**そうした掛け布団は一般の寝具店でも買える。

こまめに「清潔さ」を保つ

カバーやシーツ類の色はすべて白。清潔感があり飽きもこない。

あなたがご家庭で自分のスリープキットをつくる際は、このアプローチをぜひ取り入れてほしい。**多くの人は、クリーニングにも出さず、新品に取り換えもしない**ため、劣化した掛け布団を使い続けているのが現状だ。だが白なら、汚れやしみにすぐに気づける。**清潔であることは、寝具に関して最も大きなメリット**だといえる。私はかつて、イギリスの自転車競技連盟「ブリティッシュ・サイクリング」のコーチたちと戦略リーダーのマット・パーカーに、携帯スリープキットについて「ある提案」をする勇気を出すまでに時間がかかった。それは――。

「毎晩欠かさず、自転車選手たちに新しいシーツで寝てもらうこと」

この提案に科学的な根拠はない。肌感覚として、私自身が、**自分のベッドに新しいシーツがセットしてあるときは眠るのが楽しみになる**からだ。「清潔で涼しい」という、最高に快適な環境なので、ベッドに入ったとたんにリラックスできる。

寝具が快適なら、たちまち自分のスイッチを切って眠りに落ちることができ、回復のための夜の眠りを楽しむことができるのだ。

ありがたいことに、マットは「ぜひ毎晩取り替えましょう」と即決してくれた。おかげで、チームの移動バスの洗濯機を占拠することになったのだが。

素材は「マイクロファイバー」がベスト

寝具の素材は速乾性のもの、乾きやすいものを選ぶ。となるとエジプト綿は除外だ。

私のスリープキットでは、抗アレルギー性でマイクロファイバーを使ったものにしている。

マイクロファイバー製だと、低温で洗えて数分で乾く。これは、あなた自身も生活に取り入れやすい「マージナル・ゲイン」だ。

毎日シーツを洗濯してベッドメーキング、となると歓迎しにくいかもしれないが、では、あなたはシーツをどれぐらいの頻度で洗濯しているだろうか？　**「2週間に一度」の人は、「週に一度」に挑戦してもよいだろう**。

現状の2倍の頻度にすることで、得られるものがあるはずだ。新しいシーツで眠る頻度が少しでも上がれば、あなたのベッドは常時魅力的なスペースへと変わってくる。

シーツ類を交換する作業は、就寝前のルーチンにもってこいだ。

私が選手に提供しているスリープキットを構成するのは人工素材だ。自然環境への意識が高い読者の方は、このアプローチを家庭に導入するのに少々抵抗があるかもしれない。しかし、**シンプルな事実として、スポーツの世界では、金メダルや表彰台が最優先**なのだ。

もちろん、環境問題は切り離して考えているというわけではない。自分たちが環境につける手垢を減らすあらゆる努力はしている。

だが現時点では、事実として、人工素材のほうがはるかに性能がいい。ナノテクノロジーにより自然素材の数分の1の大きさの繊維をつくれるため、**通気性や乾燥スピードの点で自然素材は太刀打ちできない**のだ。

それは納得できない、やはりエジプト綿でないと嫌だという方は、300スレッドカウントの布地を使うことで、自然素材で最高の通気性が得られるだろう。

また、寝具を抗アレルギー性にする対策に乗り出していない人は、まずは**枕と掛け布団の交換の頻度を上げてみよう**。

マットレスと同じように、自分にフィットした枕をこまめに取り換えるほうが、体に合わない高額の枕を何年も活用するよりも効率がよいことを覚えておこう。

※

それぞれのアイテムはひとつずつよく吟味《ぎんみ》して、自分に合ったものを組み合わせることが大切だ。

ここまでに書いた**ガイドラインに沿って自分だけのスリープキットを整えることで、睡眠まわりのチェックリストはすべて埋まった**。このことは、あなたの「回復」に確実に革命を起こすだろう。

あとは毎晩「最高の寝心地」を体験するだけ

国際大会にチームスカイの自転車選手たちが携帯したスリープキットは、劇的な効果を上げた。以前は、マッサージを受けたり戦略について話し合ったりして歩き回っている選手たちを就寝させるのに一苦労だったが、スリープキットの導入後は、選手たちは必要な用事が片付いたら自分の部屋に直行するようになった。

選手たちは、山岳地帯を200キロも走って身体を疲弊させた後に、部屋に入ってスリープキットに横たわり、**胎児姿勢を取って鼻呼吸をし、自分に適したサイクル数の睡眠に入ることができる**という自信を持っていた。

あなたも、自分なりのスリープキットを整えることで、この自信を体感できるだろう。章の冒頭のカップルのように、やみくもに寝具店に入るのは、もうやめよう。動いたり寝返りをうったりして快適なポジションを探す日々とはおさらばだ。**あお向けになったりうつ伏せになったりごろごろするなんて、もうする必要はない**。

あなたにはもう、確信がある。ベッドに入り、利き手を上にして横向きに胎児姿勢を取り、目を閉じて、鼻で呼吸をすると……そのまま眠りに落ちると知っているのだ。

「究極の睡眠」の7つのルール❻

自分だけの「スリープキット」を整える

1. 「胎児姿勢」で、利き手を上にして横向きに眠る。左利きなら右側を下に、右利きは左側を下に。

2. 自分に合った「マットレス」を見つける。一緒に寝るパートナーも同様に、体型に合った「面」の感触を考えよう。

3. 「増設方式」を取ろう。10年に一度大金を使うのではなく、1、2年ごとに小金を使う。寝具は洗濯と交換をしやすいものを選ぼう。

4. 抗アレルギー性で通気性のよい寝具を使おう。あなたにアレルギーはなくとも、眠りを妨害する可能性のあるものは避け、体温を調節できる素材を。

5. できる限り大きなものを選ぼう。キングサイズは、カップルでの睡眠に耐えられる「最小」のサイズと心得る。「ダブル」ベッドは一人用のベッドだ。

6. やみくもに買わない! 販売員の知識は、自分に買える範囲の商品を知るために参考にしつつ、最終決断をするときはこの章のアドバイスを活用すること。

7. マットレスとベッドフレームの重要さの比率を胸に刻むこと。マットレスが予算の100パーセントを占めてもいい。ベッドフレームは装飾品にすぎない。

第7章

寝室を「回復ルーム」に変える
眠りは至高の環境で

178

ロイ・レースは、コミック「ロイ・オブ・ザ・ローヴァーズ」に出てくる、イギリスで最も有名な架空のサッカー選手だ。

だから、彼の所属するメルチェスター・ローヴァーズFCの依頼で、チームへの睡眠のアドバイスを行い、その後ロイに、自宅の睡眠環境をチェックしてほしいと言われたときは、喜んでお手伝いしたいと思った（以下、ロイにまつわるくだりはたとえ話）。

ロイの自宅は、サッカー選手の典型的な豪邸といってもよさそうだ。十分なセキュリティと防犯カメラ、車まわしには数台のスポーツカー、門から玄関までのアプローチは広大で、多くの部屋には特注の家具と高価な芸術品があり、各部屋に最新型の液晶テレビと音響機器が設置され、時代を先取りしたアイテムがあちこちに置かれている。批判的な見方をするのは簡単だが、私としては、トップクラスのプロサッカー選手は大金を稼ぐ一方で、不法侵入者や多くのプレッシャーへの対策が必要とされるため、これぐらいの贅沢な装備は当然だと思っている。

睡眠環境チェック――寝室にはどんな問題がある?

さっそく本題に入ろうと思い、ロイに寝室を見せてくれるよう頼んだ。サッカー選手たちは「更衣室は聖域」と口をそろえるが、だとしたら寝室は聖域以上の場所だ。**それは、人が最も無防備な時間、そして最もプライベートな時間を過ごす空間だ。**

事前に掃除サービスが入ったのは明らかだった。床に散らばった下着や乱れたベッドなどで、悪い印象を与えたい人などいない。だから私はクライアントの自宅の「いつもどおり」の環境を見ることはない。でも、多数の例を見てきたので、問題なく診断できる。

小さな「電源ランプ」が光っている

私はさっそく、ベッドの足元にある巨大なワイドスクリーンのテレビに目をとめた。ボタンを押すだけでスライドして画面が現れ、仰々しいサラウンドサウンドシステムのスピーカーも出てくる。ベッドに入ったままで映画館気分が体感できるのだ。

「これで『ワイルド・スピード』を観るとすごいぜ。君にも見せたいよ」と言ってロイは笑った。

テレビのそばには家庭用ゲーム機が収まっている。**部屋の他の場所もすべて、さまざまなハイテク機器が置かれている**。スマートフォンのスタンドに、ノートパソコン、タブレットなどがあちこちに置かれ、ずらりと並んだ電源ランプが部屋を照らしている。

「温度」が暑すぎる

ベッドの脇にはウォーターサーバーがある。ベッドは非常に大きく、キングサイズさえ小さく見える特注品だ。ロイの妻はモデルであり、細身タイプ。ロイの体型はがっちりしている。

マットレスをチェックすると、馬毛入りで高価なスプリングが詰まっている。掛け布団はシベリア産グースダウン。これでは暑すぎて、一晩のうちに二人をこんがり焦がしてしまいそうだ。

「焦げる」まではいかなくても、**部屋がやけに暖かいので、エアコンの設定を確かめると、なんと25度もある**。

「いつもこの設定ですか?」

私がたずねると、ロイが答えた。
「そうだよ。妻は夜の間、ぽかぽか暖かいのが好きなんだよ」

窓のすき間から「光」が入ってくる

ベッドのヘッド部分には、ふっくらとした枕が山のように積まれている。**窓のリモコン式のブラインドは見栄えはするが、閉じたときに少し光がもれる**。

壁は頑丈で、二重ガラスの窓を閉じると、防音性はしっかりしている。寝室と一続きのバスルームのドアをチェックしたところ、下のすき間から光がもれることに気がついた。

部屋はしゃれた配色で、壁には鮮やかな色彩の目を引く大きなアート作品が飾られ、イングランドキャップのコレクションが並んでいる。

それらを眺めていると、レース夫人がドアから顔を出した。

「お飲み物はいかがですか？」

寝室以外の部屋のチェックは、個人のライフスタイルの理解につながるので、非常に参考になるのだが、こちらから見せてくださいとはお願いしにくいものだ。このようにオープンにお誘いいただけると、非常にありがたい。

レース夫妻の後について寝室を出て、階段を降りてハイテク仕様のキッチンに入った。

そこには、想像できる限りのありとあらゆるキッチン用品が備えつけてあった。最上位機種のエスプレッソマシーンもある。

「これはいいデザインですね」

私が感心すると、ロイがこう言った。

「**朝は、トレーニングに出かける前にダブルエスプレッソを飲むのが好きなんだ**。一日のスタートにもってこいだよ。君も一杯どうだい？」

たしか彼は、クラブでカフェイン入りのサプリとガムを摂取するはずなのに……と私は思った。

「ロイ、私はシングルでお願いします」

意外に「地味な要因」が眠りを邪魔している

ロイ・レースは、サッカー選手としては特殊な例ではない。それに、**世界最高レベルの試合を戦うことを除けば、一般の人と何ら変わりはない**といってもよいだろう。

プレミアリーグのサッカー選手には世界級の稼ぎがある。そのため寝室に大金をつぎこんで、かえって睡眠のさまたげを増やしてしまうことがある。とはいえ、べつに資金が潤沢でなくても問題は起こる。

オリンピック選手の住む家を見せてもらう機会も多いが、そこで彼らの眠りをさまたげているのは、じつは比較的地味な要因だ。

・**ポータブルテレビのスタンバイライト**
・**ベッドのそばのコンセントに差してあるスマートフォンの充電器のライト**
・**光が透けるブラインド**
・**ベッド脇のキャビネットに置いた水のボトル**
・**スリラー小説とホラー小説が並んだ本棚**

「これのどこが眠りに影響するの？」

と疑問に思うかもしれない。ではあなたの寝室を、第1章の無人島の環境と比較してみよう。人間が理想の眠りからはるか彼方《かなた》に来てしまったことがわかるだろう。

かつて寝室はその名のとおり「寝るための部屋」だった。ベッドがあり、衣装棚や引き出し、ベッド脇の戸棚、それから化粧台や小机を置くこともあった。子どもはおもちゃを持ち込み、ときには本も置いたかもしれない。もちろん目覚まし時計とランプもあった。

その後、テクノロジーの発達が事情を変えてしまった。寝室にテレビを持ち込むようになったことに始まり、いまではベッドの上で、さまざまなデバイスで映画を観たり音楽を聴いたり、SNSでつながったり、ビデオゲームをしたりできるようになった。**寝室が、実質的に「もう一つのリビングルーム」と化してしまっている**のだ。

だが睡眠のためには、できるだけ多くの「妨害」を除去していくようにすべきだ。完全に除去することはできないとしても——ロイ・レースはベッドで「ワイルド・スピード」を観るのをすぐにやめることはないだろう——**せめて、その悪影響を緩和する方法を知っておきたい**ものだ。

前章で、寝室で最も重要なアイテム（＝スリープキット）について解説した。しかし、**いくらいい寝具を使っても、置く環境が間違っていては効果が出にくい**。

R90アプローチの恩恵を最大限に得るために、寝室をメンタルとフィジカルの最高の「回復ルーム」にする方法をお教えしよう。

ベッカム、ルーニー、ジェラードの「ベッド」

ユーロ2004の開催国ポルトガルへ、イングランド代表選手に同行した私は、こんな目標を持っていた。

「選手たちが自宅で得られるよりもはるかに大きな効果を、ホテルの部屋の睡眠で与えてみせる」

選手たちは大会の間ずっと同じホテルに滞在するので、数年後に私が同行した自転車チームの遠征のように、毎晩新しい環境を調整する必要はなかった。**選手の回復のために一貫して調整した環境を与えられる絶好の機会だ**。

スヴェン・ゴラン・エリクソン監督とドクターのレイフ・スウォードも同意してくれたので、私は先にリスボンに出向いて、環境を整えることにした。

このとき、私が選手のために自前の「ベッド」をホテルに持ち込んだことを、メディアはおもしろおかしく報道した（正確には、私が持ち込んだのはスリープキットの初期モデルで、低反発のマットレストッパーだった）。私はホテルの部屋を「まっさらなキャンバス」と見立て、選手のための完璧な睡眠環境を描いていった。

私が部屋の準備をしている間に、イングランドサッカー協会が、選手のプライバシー保護に尽力してくれた。このときのイングランド代表はデヴィッド・ベッカム、スティーヴン・ジェラード、若手のウェイン・ルーニーなどスター選手ぞろいで、エリクソン監督自身もマスコミの関心を集めていた。そこでサッカー協会は、**高さ9メートルのモミの木を**

輸送してホテル周辺に植え、パパラッチの写真撮影を阻止した。

新しいベッドと大木の他に、スロットマシンを持ち込み、栄養管理のためのシェフとあらゆる食材も準備された。私には初めて見る光景だったし、ホテルのスタッフにも同様だった。この場所には胸が高鳴るような期待感があった。そして、スター選手ぞろいの代表チームには、優勝のチャンスが十分にあった。彼らの睡眠環境を整えることは、まさに、勝利のための「マージナル・ゲイン」だった。

一流アスリートの「睡眠環境」とは？

現在では、サッカークラブがこういった考え方を重要視するようになった。レアル・マドリードでは、トレーニング設備がある敷地内の高級施設が宿舎として提供される。部屋の鍵は選手の指紋認証でしか開けられなくなっており、高性能のバスルームとベッドとテレビが備わっている。

マンチェスター・シティも同じような戦略を取り入れ、2億ポンド（約300億円）を投じて選手の個室付きのトレーニング複合施設を建築した。高級感ではレアル・マドリードにおよばないが、これまで私が解説してきたように、**メンタルとフィジカルの回復に関**

しては、5つ星の設備だけでなんとかなるものではない。

スポーツサイエンス主任のドクター、サム・エリスは、この最新鋭の複合施設をつくるにあたり、私を「回復」に関するコンサルタントとして招き入れた。部屋には、選手が**この空間にいる時間から最大限の恩恵を得る**ために必要な要素をすべてそろえた。

この宿泊施設には多くのメリットがある。トレーニングの合間に選手たちが休息を取れることもそうだが、ホームの試合（または、地元のライバルであるマンチェスター・ユナイテッドといった近隣のクラブとの試合）の前に選手たちの睡眠環境を調整でき、**試合当日の体調の乱れを最小限に抑えられる**ことが大きい。

マンチェスター・シティの選手は、試合前夜をトレーニング敷地内の宿泊施設で過ごす。だから起床後すぐに全員が集合し、朝食を取って試合に臨む準備ができる。トレーニング場までの移動が必要なく、遅刻する恐れもない。ホテルの部屋ではないので、ホテルのスタッフや宿泊客が影響を与える心配もしなくてすむ。すべてをサッカークラブがコントロールできるのだ。

ホームで夜の試合があるときも便利だ。試合終了後、選手はマスコミ取材に応じ、シャワーを浴びて着替え、スタッフとやりとり（監督からの声かけやマッサージ師の施術など）をするが、その後、疲労がたまった状態で深夜に車で帰宅せずにすむ。スタッフとのやりとりの後、そのままトレーニング施設の自分の部屋に直行し、就寝前のルーチンを行って回復をはかることができる。

究極の「回復ルーム」をつくる

プロのスポーツ選手ではない私たちにも、マンチェスター・シティやレアル・マドリードに負けない環境を自宅で再現することができる。

まずは「真っさらなキャンバス」をつくることから始めよう。つまり、寝室からあらゆるものを排除するのだ。実際に手を動かすのはハードルが高いという人も、いったんすべてを運び出したと頭の中でシミュレーションして読み進めてほしい。

部屋の中を「からっぽ」にする

からっぽの部屋は、もはや「寝室」でもなければ、リビングルームの延長でもない。ここが出発点だ。この空間が、あなたのメンタルとフィジカルの「回復ルーム」になる。

私からの最初のアドバイスは、**壁を「白く塗り、何も飾らない」こと**。派手な色使いや壁の絵は刺激を与える可能性があり、好ましくない。内装は、ごくシンプルで、清潔で、ニュートラルなものに。

身体の概日《がいじつ》リズムを整えるために、**寝室の中で調整できる最も大きな要素は「光」だ。**カーテンやブラインドを活用しよう。睡眠ホルモン「メラトニン」は暗い場所で生成されるので、「回復ルーム」に外の街灯などの光が入らないようにしたい。部屋を真っ暗にするのが最も効果的だ。

アイマスクは不快感や眠りをさまたげる原因にもなることに注意しよう。カーテンやブラインドのすき間から光が漏れたり、それらが薄くて光が透けたりする場合は、交換するのが賢い選択だ。**遮光ローラーブラインドは比較的手ごろな値段で手に入るし、もっと安く済ませたい場合は、カーテンをテープで留めてもいい。**マジックテープを使うなどして、夜だけ遮光シートをつけてもいい。ツール・ド・フランスでは選手の部屋の窓に黒のポリ袋を貼り、朝に取り外した。

もちろん、朝になれば太陽の光が必要だ。いつもの起床時間に目を覚ましたら、**ただちにブラインドやカーテンを開けて室内照明のスイッチを入れ、セロトニンの分泌を促進しよう。**

光が漏れて入ってきていると、夏季など日差しが強いとき、本来の起床時刻は午前7時なのに5時に目が覚めてしまうということも起こる。遮光をしていれば、こんなことは起こらない。

室温が「下がる」ようにする

概日リズムをうまく使ってスムースに睡眠に入るために、「光」の調整の次に重要なのが「温度」の調整だ。

さきにも述べたとおり、**睡眠に入る際、人間の身体はより涼しい（しかし寒すぎない）環境に入ることを欲する**。

理想は「寝室を16～18度に保つ」こと。これにより身体が自然のプロセスに沿って活動できる。ただし、気温への感度は人それぞれだ。18度だと部屋の外とあまり変わらないように感じる人もいるかもしれない。あなた（とパートナー）にとって最適の温度を探してみよう。

条件として外せないのが、「他の部屋よりも涼しくする」こと。高機能の空調設備がある人は、設定を変えてみよう。持っていない人は「眠る1時間前に窓を開ける」「他の部屋の暖房は残して寝室だけスイッチを切る」など、簡単にできることで工夫を。

温度は「温↓冷」が合言葉だと覚えておこう。

「必要な道具」を運び入れる

からっぽの「回復ルーム」に最初に運び入れるのは、もちろん「スリープキット」だ。この部屋に入れるべき、本質的に必要な唯一のものはスリープキットだ。それ以外のものは、「回復」の観点からは不必要だ。

可能なら、**洋服や衣装だんすや引き出しといった、眠るために必要でないものは、別の場所に置こう**。もっとも、家のスペース的に無理ということであれば仕方ないので、寝室に入れてもかまわない。

また、人によって、これはどうしても置きたい、というものがあるだろう。あなたが学生なら、机と作業スペースを必要と考えるかもしれない。だがこれらも、もし可能なら回復ルームからは外してほしい。

在宅ワーカーで、寝室に机を置いている人は、キッチンのテーブルや別の部屋で仕事をしてみることをおすすめする。**あなたの脳が、「回復ルーム」と「仕事」を関連づけるのをやめさせる**ためだ。

本棚にサスペンスやホラー関連書籍を並べている人は、眠る前にそれらを目にしたときに心に与える刺激を考えてみよう。心に刻まれる印象は、穏やかでも安らぐものでもないはずだ。

水のボトルは夜、寝室に持ち込む無害なアイテムとして定着しているが、**いったいなぜ眠るための部屋に水が必要なのか？**

夜中に口が渇いて目を覚ますとしたら、原因はおそらく、口で呼吸していることだ。水分を取りすぎると、夜中にトイレに立つはめになる可能性もある。

また、ベッド脇に水を置くことで、心に「水を飲む」という意識が刻まれてしまう。だが、この部屋であなたの心に関連づけてほしいことはただひとつ、「眠ること」だけだ。

部屋からあらゆる「光源」を排除する

回復ルームにはアラーム時計が必要だ。理想的なのは光目覚まし時計だ。スマートフォンはＮＧ。アラーム以外のテクノロジーは不必要だ。

光目覚まし時計は、人工の昼光色の照明を徐々に強くすることで段階的に目を覚まさせる時計で、アラーム設定時刻の30分前から発光が始まる。季節性情動障害（ＳＡＤ）に悩む人だけでなく、日の出の疑似体験によって自然に目を覚ましたい人にとって便利なアイテムだ。

光目覚まし時計には、注意力を高め、認知力と運動能力を向上させ、気分を上げて幸福感を高める効果がある。[*1]

とくに冬季は、これによって寝床からすっきり起きられるか、二度寝、三度寝をしてしまうかが変わってくる。とりわけ真っ暗にした部屋では、光目覚まし時計が絶大な効果を発揮する。光の効果によって、さっと起き上がってブラインドを開け、自然光を入れることができるだろう。

高価なものでなくても、〈フィリップス〉や〈ルミエ〉など定評のあるブランドであれば、標準モデルで十分だ。

そこまでは手が出ないという人は、普通のアラーム時計を使ってもいい。ただし、夜に邪魔な光を発しない、ディスプレイの発光をオフにできるものにすること（アナログ時計を使いたい人は、眠りをさまたげる秒針の音がしないことを確認しよう）。

テクノロジーに関して、いちばんの課題は「光」だ。せっかく外からの光をすべて遮断しても、あなた自身が人工光を部屋に持ち込んでしまっては元も子もない。たとえば寝室にテレビや電子機器を戻せば、光源を持ち込むことになってしまう。

「就寝前のルーチン」にも、眠る時間が近づくにしたがってテクノロジーの使用を減らすことが含まれていたことを思い出してほしい。

どうしてもベッドに入ってテレビを観たい、パソコンを使いたい、ベッドでゲーム機器をいじりたい、という人は、使い終わってからひとつだけ守ってほしいことがある。

スタンバイモードにせずに、デバイスの電源をきちんと落としてほしいのだ。**スタンバイモードの光は、まるでレーザー光線のように脳の松果体に伝わり、メラトニン生成に差し障る**ということを覚えておいてほしい。

夜間に最も大きなダメージを与えるテクノロジーは「スマートフォン」である。オフコム（英国情報通信庁）の調べによると、スマートフォン使用者の10人に4人が、夜間にベッドで就寝中にスマートフォンのせいで目が覚め、その流れで使ってしまうそうだ。[*2]たとえサイレントモードに設定していても、人工光を発することが問題だ。

「就寝前のルーチンとしてスマートフォンを触らないのはどうしても無理」という人も、**せめて眠っている間は邪魔をされない場所に保管することをおすすめしたい**。寝室以外の部屋に置くか、引き出しに入れるか、電源をオフにする。

それで何かを逃すとか、情報に乗り遅れるなどと、心配しなくていい。どんなSNSのヘビーユーザーでも、眠っている間は手を動かせないのだから。

とにかく「清潔」に！

プロの自転車選手たちは「環境に敏感な集団」だ。虫一匹がパフォーマンスに多大な影響をおよぼすため、敏感にならざるを得ないのだ。毎晩ホテルに到着すると、スタッフが高性能エアフィルタを部屋に設置して空気中から不要なゴミを取り除き、掃除機をかけ、抗菌性の洗剤であらゆる場所を拭《ふ》いて、ホテルの掃除機が届いていない可能性がある隅のほうまで徹底的にきれいにする。

普通の人はこのレベルまでは掃除にこだわる必要はないとはいえ、**回復ルームを清潔に保つ努力はけっして無駄にはならない**。

清浄な空気を吸いたがらない人などいない。洗い立てのシーツと同様、清潔な環境での眠りが約束されることで、無意識に安心感が得られるというメリットもある。

イエダニは寝具だけでなくカーペットにも潜んでいる。アレルギーがある人なら、毎晩深い眠りに到達するための相棒として、**無音で光を発しない空気清浄機に投資することをおすすめしたい**。

また、部屋は散らかっていないことが望ましい。

就寝前のルーチンとして思考をダウンロードして心を空っぽにしておくことが、入眠前に求められる心の状態だ。**床に洋服が散らばり、あらゆる場所にモノが積んであると、心に刺激を与えてしまう**。もっとも、洋服を一か所に積むことで「散らかっていない」と感じられるなら、片付けはそれでもオーケーだ。

「雑音」をコントロールする

浅い眠りのときに目が覚める原因として多いのが、「雑音」だ。

浅い眠りのステージでは、「名前を呼ばれる」「ドアがばたんと閉まる」などの音で目が覚めてしまう。

窓を二重ガラスにするなど適切な防音対策を取れば外部の音が遮断できるが、賃貸住宅に住む人は、現状の設備でなんとかするしかない。

さらにアンラッキーなのは、床と壁の防音対策が不十分な家やマンションに暮らしている人だ（夜中に隣人が何かの用事で起きたときに物音が聞こえる）。

このような場合の防音対策にはコストがかかるため、**多くの人にとっては「耳栓」が解決策になる**。ただし、防音対策にはなるものの、着け心地が気になって眠りがさまたげられる可能性も否定できない。

ウェイン・ルーニー選手は、２００６年に刊行した自伝のなかで、「眠るときに掃除機かヘアドライヤーの音が必要だった」と認めているが、これは珍しいケースではない。

エアコンのうなる音や車が往来する単調な音（道路のそばに住んでいる人の場合）があると眠りやすいという人が多いのは、**これらの音が一種の「ホワイトノイズ」として機能するからだ。**ドライヤーの音がルーニー選手の眠りを阻《はば》む雑音の「山と谷」をふさいでくれたというわけだ。

とはいえ、掃除機やヘアドライヤーなどの電化製品を一晩中つけっぱなしにはできない。ルーニー選手のようなタイプの人は、ネットなどでホワイトノイズをダウンロードして、寝室で使ってみてほしい。

最高に「安心」できる状態にする

「明→暗」「温→冷」の調節が非常に大切だと説明したが、おそらく**回復ルームの最も重要な役割は「眠っている人に安心感を提供すること」**だ。

スムースに入眠してしっかりと休息するためには、安心してリラックスできる環境であることが必要だ。回復ルームでは**最も無防備な状態になるため、周囲への恐れや心配を軽減することが最優先**なのだ。

セキュリティにはさまざまなかたちがある。就寝前のルーチンの一環として、家じゅうの扉や窓に鍵をかけるのもそうだし、もっと個人的なアプローチとして、大切な人の写真をスリープキットのそばに置いたり、お気に入りのブランケットを持ち込んだりするのも効果がある。

安心を感じるものを部屋に持ち込むと、**頭の警戒モードのスイッチがオフになり、リラックスした状態で睡眠サイクルに入ることができる**。

このアプローチは一流のアスリートにも用いている。眠るときにお気に入りのテディベアが欲しいというのなら、持ち込む。安心と安全を感じて入眠できる環境づくりに必要なものなら、なんでも「持ち込み」大歓迎だ。

「究極の睡眠」の7つのルール❼

寝室を「回復ルーム」に変える

1. 寝る部屋をメンタルとフィジカルの「回復ルーム」と名前を変えよう。寝室は、リビングルームの延長であってはならない。

2. 部屋の中のものをすべて出し、「休息」「回復」「リラックス」に必要なアイテムだけを戻す。

3. 部屋を「真っ暗」にする。外部の光に眠りをさまたげられない工夫を。

4. 部屋は涼しく。寒くてもいけない。他の部屋よりも温度を低くする。

5. 安心・安全を感じられるように工夫する。お気に入りのぬいぐるみ、大切な人の写真、ドアと窓の施錠のダブルチェックはすべて役に立つ。

6. 内装はシンプルに。清潔を保ち、色鮮やかな写真・絵画や心理的インパクトの強い本など心に刺激を与えるものは取り除く。

7. 部屋でのテクノロジーの使用を制限する。夜間はスタンバイランプを切り、スマートフォンは部屋から出すか、少なくとも目につかないところに置く（そして、音も出ないようにする）。

Part 2

「究極の睡眠」を完璧に実践する

第8章

「最高のスタート」の究極の秘訣

「90分サイクル」で完璧な1日をつくる

「『究極の睡眠』の7つのルール」を組み合わせて、R90アプローチを実践することで、毎日、最高のスタートを切ることができる。

1日を、〈「仕事・家・遊び」の時間プラス不確定な「睡眠」の時間〉と考える日々とはおさらばしよう。1日を90分のサイクルで分割し、活動と回復の調和を図るのだ。

起床時刻を定めることで、その時間を起点に1日が組み立てられる。

次ページの表では、起床時刻を午前6時半に設定したが、あなたの好きな起床時刻に設定してかまわない。

その時刻から90分単位でさかのぼれば、就寝する時刻は決まる。

たとえば、6時半に起床する人が理想の5サイクル（7時間半）の睡眠を取るためには、前日の午後11時に就寝することになる。ただし就寝時刻は、その日の都合によって

6時半に起床する場合の1日のサイクル

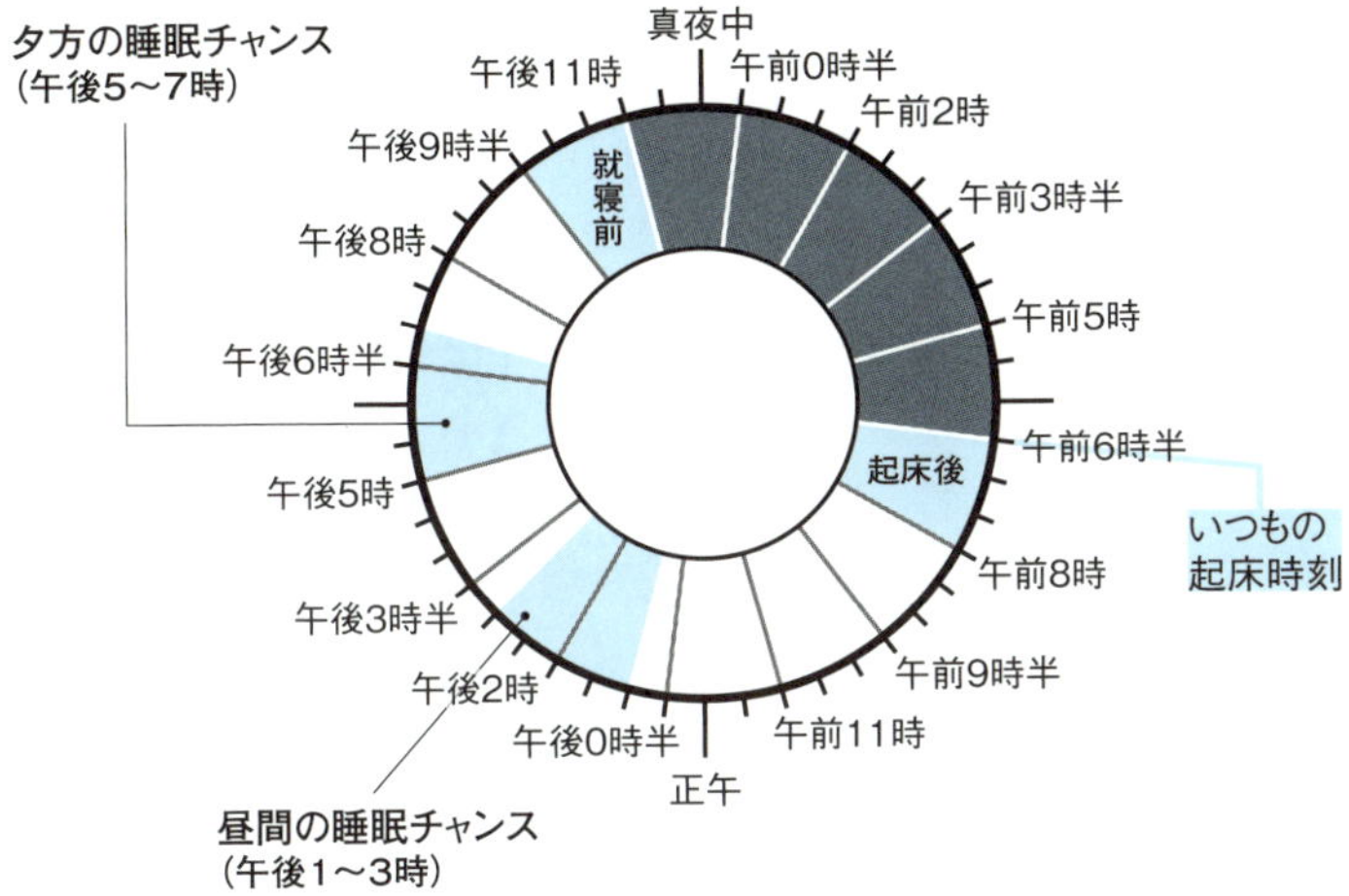

は、1サイクル後の午前0時半に動かしてもいいし、もう1サイクル後の午前2時でもかまわない。

「もっとたっぷり眠らなくては」という心配はもうしなくていいのだ。

なぜなら、今日は1週間7日のうちのたった1日にすぎないから。

そして、「就寝前と起床後のルーチン」と「整った回復ルーム」「自分だけのスリープキット」によって、正しい質の回復を得られる保証があるからだ。

そして、**日中も90分サイクルを守ることでさらに回復を得ることができる。**90分おきに休憩を入れるのだ。それは、「少し外を散歩する」「テクノロジーから離れる」「トイレに立つ」「飲み物を取りに行く」といったちょっとしたことでかまわない。
「昼間の睡眠チャンス」と「夕方の睡眠チャンス」も、回復を助けてくれる。昼間の睡眠チャンスには90分または30分のＣＲＰ（日中の回復時間。第5章参照）、夕方の睡眠チャンスには30分のＣＲＰを取ることができる。

1週間の「睡眠状況」をざっくりつかむ

1日の流れを、長期的な視点でとらえるようにしよう。
1日を1週間のスケジュールの一部としてとらえると、たとえば1日5サイクル（7時間半）が必要な人は、1週間で35サイクルの計算だ。28サイクルでもまあいいが、これより少ないと負担になる可能性が高い。

ＣＲＰと夜の睡眠のサイクル数を記録する、シンプルな「睡眠ダイアリー」をつけるのもおすすめだ。

次ページの表で、この週のジェシカは、月曜日から金曜日までオフィスで仕事だ。彼女の理想の睡眠は35サイクルだが、この週は31サイクルになった（夜の26サイクル、プラス、ＣＲＰが5サイクル）。

睡眠ダイアリーの例（ジェシカの場合）

	活動	サイクル数
月	プレゼン準備で残業	CRP：なし 夜の睡眠：4
火	仕事の後に娘たちとディナー	CRP:1（昼間に30分） 夜の睡眠：4
水	ジョギングサークル	CRP:1（昼間に30分） 夜の睡眠：4
木	カールの送別会	CRP:1（夕方に30分） 夜の睡眠：3
金	とくになし	CRP：なし 夜の睡眠：5
土	ホームパーティ!	CRP：1（夕方に30分） 夜の睡眠：2
日	夜9時から映画	CRP:1（昼間に90分） 夜の睡眠：4

土曜の夜は2サイクルしか取れていないので、**日曜日の朝、いつもの起床時刻の6時半に起きるのはきつかったはずだが、ここでジェシカは賢明な行動を取っている。**

まず起きたら朝食を取り、散歩に出て、帰宅してからソファに横になり、多少の罪悪感を胸に、楽しみにしているテレビ鑑賞。その後、「昼間の睡眠チャンス」に仕事が入らなかったため、「回復ルーム」に入って遮光ブラインドを閉め、アラームをかけて、スリープキットの上で90分のCRPを取ったのだ。

ジェシカはこの週、**理想の5サイクルを4回取り、サイクル数が少ない日**

の翌日は必ず理想のサイクルを取るようにした。

私が見たところ、この睡眠ダイアリーからはとくに心配はなさそうだが、1週間を終えて、気分の落ち込みや少々の疲労が感じられたなら、理由を探ってみて、翌週の予定変更を考えたり、時間の使い方を工夫してサイクル数を増やしたりといった調整を検討するのがいいだろう。

水曜日のジョギングサークルは、彼女にとって貴重なエクササイズの枠なので、割愛することは不可。また、楽しいパーティを早めに切り上げるなんて、誰だってしたくない。

調整案として、日曜の夜の映画はキャンセルするか、次はもっと早い上映時間に観ることにしてもいいかもしれない。そうやって、CRPの回数を増やす方法を探るのだ。

時間枠で「睡眠」のプランを管理する

あなたは手元に数字のデータを持っており、これを自己裁量で調整することで、気持ちとパフォーマンスの向上が可能なのだ。

睡眠を自分でコントロールできることは、自信につながる。

まずは**1週間先まで目を向けて、回復に使える時間枠を割り当て、可能な睡眠サイクル**

か？

数を見積もってみよう。足りているだろうか？　CRPをもう少し差し込めないだろうか？

予定が変わったり、急な人づきあいや仕事が入ったりしたときは、柔軟に対応すればいい。就寝時刻を変更したり、CRPを追加したり、90分おきの休憩を利用して回復したり、太陽光や昼光色のライトを浴びたりして、「ゲーム」をリードしよう。前もって準備をしていれば、すべて自分でコントロールができる。

R90アプローチが導く最高のスタートが切れていない人は、メンタルとフィジカルの回復について行き当たりばったりのアプローチしかできずに、寝ぼけまなこで歩き回っている。疲労を感じ、睡眠不足の自覚はあっても、何をどうすればいいのかわからない。睡眠時間の基準がないし、あなたのようにスリープキットや回復ルームを持ってもいないので、正しい質の回復を得られる確信もない。

そして、アラームを鳴らす時間を少し遅らせたり、いつもより早く寝たり、帰宅する通勤電車や職場の机で居眠りをしたりするかもしれないが、背後にはなんの戦略もない。日々の生活を改善するツールを持っていないので、場当たり的に、直感で正しいと思った行動（もっと休息が必要→睡眠を長く取る）に出るが、じつはこれが逆効果となる。「起床時刻を変える」「早すぎる時間に就寝する」なんて対策は役に立たないのだ。そんなことはもうやめよう。
もっと休息が必要だと感じているなら、もっと「賢く」眠らなくてはならないのだ。

「食事と運動」×「回復」が最強のアプローチ

世界のあちこちの政府や医者や健康団体が発信する情報によると、健康的なライフスタイルを構成するのは、「バランスの取れた良質な食事」と「豊富な身体活動」だ。
アメリカ心臓協会は２０１３年、心血管障害のリスクを軽減するための食事とライフスタイルのガイドラインを作成した。そこには食品と運動量についての詳細なアドバイスが記され、アルコールと喫煙のリスクについて警鐘を鳴らしている。[*1]
また、世界保健機関（ＷＨＯ）の２００４年の「食事・身体活動・健康についての国際戦略」は、ガン、肥満、２型糖尿病といった非伝染病に対処する取り組みである。
これらの発行物は、素晴らしいアドバイスと善意にあふれているし、これ以外にも数えきれないほど大量の資料が世界中で発行されている。しかし、私のほうからひとつだけ抗議したいことがある。

「睡眠についての項目は、どこにあるのだ？」

睡眠と心血管障害の関連性についての記述はあるものの、[*2] **睡眠がガン、肥満、糖尿病に与える影響を立証する研究が増えている**にもかかわらず、その事例をひとつも含めないことは理にかなっているのだろうか？

健康的な生活のアプローチとしては「良質な食事」「身体活動」とともに「回復」も含めるべきだ。R90アプローチが人々に及ぼす効果を見るにつけ、「回復」はこの2つの要素と同じくらい強力だと感じている。

ただし**「回復」の恩恵は、「良質な食事」「身体活動」と一緒に使わなければ、十分に得ることはできない**。

栄養が乏しく運動が不足していれば、さまざまな問題が起こる。そして栄養と運動は眠りの質を向上させる。睡眠を三方面のアプローチの一環としてとらえることで、生活のクオリティが格段に向上するのだ。

超一流は「回復法」を意識している

私が指導をするアスリートたちは身体を十分に鍛えており、栄養指導を受けて必要な食事を取っている。なかでも**超一流のアスリートは、回復に対する意識が極めて高い**。

90年代にマンチェスター・ユナイテッドの指導を始めたとき、私のアプローチに本気で興味を示した最初の選手は、若き日のライアン・ギグスだった。

彼は、現在ではサッカー界のヨガ実践者として知られているが、知的好奇心にあふれ新しいアイデアに寛容だったことが、回復のアプローチへの興味につながった。その結果、並みの選手を押さえて長く第一線で活躍できたという好例である。

こういった意識の高さを、トップレベルのアスリートは備えている。

私が直接知っている例では、レアル・マドリードのガレス・ベイル、クリスティアーノ・ロナウド、自転車のサー・ブラッドリー・ウィギンス、サー・クリス・ホイといった面々はそんな高い意識を持っている。まだ無名のユースレベルでも、有力選手は回復への意識が高い。

そして、栄養と運動を真剣に捉え、本書をここまで読み進めてきたあなたも、いまや高い意識を持っていることだろう。

「食べるもの」で眠りが変わる

R90アプローチは睡眠への革命的なアプローチだが、休息と連携して適切に栄養を取ることは、あなたもすでに実践しているのではないだろうか。
たとえば、次のことはすべて、十分な裏付けがある配慮すべき生活習慣だ。

- **できるだけ「多くの種類」の「新鮮な食材」を食べる**
- **「化学薬品」を使用して育てられたり処理された食べ物は避ける**
- **自分の「食品アレルギー」を意識する**
- **「塩」と「砂糖」（睡眠が足りないと欲しくなる）、「カロリー」と「カフェイン」の摂取をほどほどに抑える**
- **適切な量の「水分補給」を行う**

水分補給について注意してほしいのは、必要量と一日の活動量は人によってさまざまなので、健康機関の推奨等にしたがってやみくもに「一日2リットル」などと決めてはいけないということだ。

一流アスリートは決してそんなことはしない。彼らは、食物にも水分が含まれていることを念頭に置き、とりわけ野菜を多く食べる食事法を実践しているときは、その分の調整をはかっている。

何も難しい計算はいらない。**自分の身体の声をよく聴いて、一日を通して「のどが渇いたときに水分を取る」ことを続ける**のだ。とりわけエクササイズの後は水分補給を欠かさないようにする。自分で決めた就寝時刻が近づくにつれ、摂取する水分量に配慮が必要だ。多すぎると夜中に目が覚めてしまう可能性があるからだ。

研究で証明された「睡眠効果を上げる食物」

必須アミノ酸の「トリプトファン」は、鶏肉、ターキー、チーズ、魚、バナナ、牛乳、ナッツなどタンパク質の多い食品に含まれている。トリプトファンは「幸せホルモン」と呼ばれるセロトニンの材料であり、**このセロトニンが、よい睡眠に必要なメラトニンを生成するので、トリプトファンはぜひたくさん摂取したい**。

最近、「バイオハッカー」と呼ばれる健康マニアたちがスポーツ時に取り入れているのが、モンモランシー種の「タルトチェリー」だ。

これはスーパーで普通に売られているチェリーではなく、主にアメリカで生産され、ドライフルーツまたはジュースとしてネットや健康食品の店で販売されているものだ。

英国ノーザンブリア大学のグリン・ホートソン教授の膨大な数の研究から、このチェリーによる回復効果が証明されている。**とりわけ激しい運動後の効果が大きく、このチェリ**

ーがメラトニンを増加させたという研究結果が得られており、「健康な男女の睡眠時間の増加と睡眠の質の向上に有益であり、不眠症に効果を発揮する可能性がある」[*3]。

「食事が遅い日」は寝る時間をずらす

一日の最後の食事は定めた就寝時刻の2サイクル（3時間）前までに、そして最後の軽食は就寝時刻の90分前までに終えるようにしよう。

たとえば、いつもの起床時刻が午前6時半の人は、午後9時に食事を取ったときは、就寝時刻を午後11時から1サイクルずらして午前0時半にしよう。

他の日も念頭に置きながら調整するのであれば、**就寝時刻は「遅すぎる」ことには決してならない**が、「遅すぎる食事」、つまり就寝時刻に近すぎる食事を習慣的に行うことは、体内時計に差し障るリスクがある。

私たちの身体は「パターン」と「調和」が大好きだ。体内時計は食事の時間にも影響されるので、**起床時刻を決めることに加えて朝食を取ることでもさらなる調和が得られる**。

健康的な食事とは、安眠に役立つ食品を食べることだけを意味するのではない。毎日絶好調の気分でいるために、よい睡眠習慣と運動習慣に合わせて、よい食習慣を持つことが大切だ。

最高の回復をもたらす「運動」の方法

睡眠のことは「当たり前の生活の一部」ととらえている人が多いが、私の場合、スポーツ選手と関わることが多いので、睡眠よりエクササイズを「当たり前の生活の一部」と考えるほうが先に立つ。スポーツ選手は、身体を動かすのが仕事だからだ。

一日のいいスタートを切るために、そして、来る就寝時刻によりよく備えるために、**「就寝前」と「起床後」のルーチンの一環としてエクササイズが大切**だということについては、すでに説明した。

さらに、定期的な運動が睡眠に役立つこともわかっている。オレゴン州立大学の研究によると、**1週間に計150分の「中〜強レベル」のエクササイズを行うと、睡眠の質が65パーセント改善する**そうだ。[*4]

もっとも、運動をするメリットは研究データがなくても実感できるはずだ。日中に**エクササイズを行うと、寝床に横たわるとき、身体がほどよく疲れた状態で、寝つきがよくなる**ものだ。

スポーツジムが西洋文化に本格的に根づいたのは、ここ20〜30年のことだ。2015年の英国の調査でも、ジムの会員登録に関する消費は増加の一途をたどっている。

私は多くのスポーツ・フィットネス関連施設で講演を行っているが、そのどこでも、完璧な肉体を目指してトランポリンで跳ねる人から、エアロバイクをうならせる人、次の器具や新たなエクササイズ法をむさぼるように探している人であふれている。

ただし、ジムを信奉することは素晴らしいが、誰もがジムに通えるわけではないし、**必ずしもジムに通う必要もない**。

ジムが苦手なら、ヨガやピラティスをしてもよいし、屋外で身体を動かしたいという人は、ジョギングや自転車や水泳のサークルなど、目新しいものから定番までさまざまなエクササイズがある（天気がよければヨガやピラティスも屋外でできる）。**外での活動は（時間次第では）太陽光を浴びることができるのでおすすめだ**。

ゴルフで健康を維持する人もいれば、ガーデニングや毎日の犬の散歩をエクササイズ代わりにしている人もいる。**移動手段に、バスではなく自転車を使うだけでもよい**。

要するに、めいめいが自分に合った方法で身体活動を行えばよいのだ。

運動をした日は「理想のサイクル数」を取る

さらには、エクササイズの時間を「頭の休憩タイム」に利用できるという素晴らしいメリットもある。ランニングマシンのカウントやプールの長さに集中することで、「自分の世界」に入り込むのだ。

電子機器をいったん手放すことができれば、一石二鳥だ。ランニングのプロセスの計測をしたり〈STRAVA〉のタイムトライアル機能で「KOM（キングオブザマウンテン）」の称号を競ったりしている人は、無理にスマートフォンを手放さなくてもよい。ただ、通知はオフにするなど、外部からの連絡にはつながらないようにすべきだ。

就寝時刻が近づいたら激しい運動をしないのが最善の策だ。上昇したアドレナリンと心拍数を鎮めるための時間が必要になる。

最高のパフォーマンスをあげたいときは、体内時計に気を配ろう。陸上競技やサイクリングの世界記録は、午後または夕刻に破られることがほとんどだ。

エクササイズをしたら身体を回復させることが不可欠だ。回復タイムに重要なのは、必要に応じて水分と栄養補給を行うこと。補助として、サプリメントやモンモランシー種タルトチェリーなどの健康食品を利用してもいい。

激しい運動により関節や手足の痛みがある場合はとりわけ、自分だけの最高のスリープキットで快適に眠ることが重要になる。マットレスの表層部で身体をしっかり支えることで、入眠のさまたげになる痛みを防ぎ、翌朝に悪化することなく目覚められるようにす

る。

運動した日の夜は理想の睡眠サイクル数を取ること。ＣＲＰを使うのもいいアイデアだ。

「ウェアラブル」の数値に惑わされるな

歩数や消費カロリーや活動タイプなどのデータを記録できる、いわゆる「ウェアラブルデバイス」は急成長の一途をたどっていて、その市場規模は２０１９年までに50億ドル以上が見込まれている（２０１４年は20億ドル）[*5]。〈フィットビット〉や〈ジョウボーン〉などの商品の知名度が上がり、〈アップルウォッチ〉のアップル社など数々の企業が参入している。

フィットネスと健康のサポートにこれほどまでにデータを活用する動きは、過去には見られなかった。これらのデバイスやスマートフォンで手に入るさまざまなアプリは、睡眠計測機能もうたっている。

パフォーマンスのデータ利用は、現代のスポーツ界では必須となっている。米国のＷＨＯＯＰ社が製造するウェアラブルデバイスは、アスリートに合わせてカスタムメイドで調整ができ、とりわけ、アスリートが無理をしたときのケガの可能性を指摘する機能が役立てられている。選手たちは、データに完全に支配される感覚から、使用に不満をもらすこともあるが、仕事の一部として徐々に受け入れが進んでいる。

しかし、**睡眠データの活用については、事情がかなり複雑だ**。プロのスポーツ選手は、仕事を離れた時間は当然プライベートの時間と考えるため、睡眠を監視されることに抵抗してもおかしくはない。一流選手の恋人が夜に来て睡眠時間に差し障ったとしても、それは自分の事情であり、クラブや監督とは無関係だ。プライベートな時間が尊重されなければ、雇用主が過度に生活を管理していると取られるだろう。

トップ選手たちの年棒を考えると、同情できないという人もいるかもしれない。だが、**あなたが雇用主に、毎晩の睡眠を把握するためにリストバンドをつけなさいと命令されたたらどうだろう？** フィットネス系のデバイスのデータは法的手続きにも使える情報なので、あなたの想像以上に縛りが発生することになる。

私がスポーツチームと仕事をするときは、アスリートに一定の時間だけデバイスをつけてもらい、アスリート本人ではなく私たちスタッフがデータを収集する。**朝の起き抜けに自分でデータをチェックすることで心を乱してほしくない**からだ。

あなただって、朝起きたときにデータの数字にその日の気分を左右されたくないだろう。私たちスタッフは、データを、回復のためのルーチンのアドバイスを行うときに活用する。フィットネスのデータと同じで、**ウェアラブルデバイスを使って睡眠習慣の赤信号を探す**のだ。

もしも、健康リスクや選手の無理のしすぎ、睡眠時無呼吸症候群の兆候といった指標が見つかれば、スタッフが介入する。そばですべてを監視することはしない。

アプリは「瞑想アプリ」が役に立つ

だが家庭で使える多くのウェアラブルデバイスとアプリには問題点がある。

それは、加速度センサーを通じて情報を得ることだ。基本的に、動きをデジタル化するモーションキャプチャなので、**動きが多いと「浅い眠り」、あまり動きがないと「深い眠り」と判断する**。

少なくともウェアラブルデバイスは、計測されたすべての動きが自分のものであるという保証があるが、ベッド脇にスマートフォンを設置して使うアプリは、そこまで正確にデータが取れない。一緒に寝ている人が邪魔をしたら、それも記録される。**飼い犬がベッドに飛び乗っても記録されてしまう**のだ（回復ルームにペットを連れ込むのはおすすめできないが）。

また、こうした簡易的な睡眠監視テクノロジーは、実際には、目新しさが薄れるにつれて情報を活用することが少なくなり、使用をやめてしまうケースが多い。

すっきりした気分で目覚めて一日が待ち遠しい気分の朝に、アプリの分析結果では「睡眠不足」と診断されたら、あなたはどちらを信じるだろう？

睡眠サイクル内のステージを**正確に記録できるのは、脳波と眼球の動き、筋肉の動きをモニターする「睡眠ポリグラフ検査」だけ**である。この手のデバイスも進化しており、動きに加えて心拍数や体温を記録できるようになってきた。〈Ｚｅｏ〉というデバイスは、頭に巻いたヘッドバンドを通じて脳の電気信号を計測し、睡眠のステージをさらに正確に記録できるが、一般には販売されていない。

シンプルな事実として、こういったテクノロジーは睡眠の内容を「推測」する手がかりにはなるものの、睡眠の質を確実に向上させたいなら、本書で紹介してきたものに投資したほうが、はるかに効果がある。

つまり**「スリープキット」のグレードアップ、「光目覚まし時計」「遮光ブラインド」「暖色の電球」**にお金を使うのが、賢い投資といえるだろう。

また、同じ手間を使うのであれば、「睡眠計測アプリ」よりも「瞑想アプリ」をダウンロードするほうが賢明な選択だ。

「理想的な生活」のイメージを実現する

睡眠を、栄養とエクササイズとの連携で考えるときに私がいつも思い浮かべるイメージは、オリーブの果樹園がある野外でテーブルを囲んでいるイタリア人の家庭だ。

太陽がさんさんと輝き、テーブルには新鮮な果物と野菜、赤ワインのカラフェとチーズと、焼き立てのパンがのっている。子どもからお年寄りまでの数世代が家族として集い、テーブルのいちばん奥で、日焼けした肌の元気な長老がワインをつぎながら、孫と冗談を言い合って笑っている。このご老人は夜、きっとよく眠っているだろう。あとで木陰で昼寝もするかもしれない。

近隣に、まぶしい照明がきらめくスポーツジムの気配はない。**家族が、自分たちの環境でシンプルに活動しているだけだ。**

しかし、あなたが郊外の家に住んでいても、都心のタワーマンションの20階の部屋に住んでいても、朝9時から夕方5時までオフィスで働いていても、建築作業現場にいても、どんな人でも、**この「理想のイメージ」を自分なりにアレンジして叶えることができる。**

自分に適したエクササイズや活動を探そう。

バランスの取れた健康的な食事を取ろう。

こだわりすぎる必要はない。欲しいときに、ケーキやワインを楽しむ余裕はあっていい。

R90アプローチを生活に組み込めば、しっかり回復できて日々を最大限に活用できるようになる。正しく実践すれば、素晴らしい気分で過ごすことができる。

第9章

すべての「敵」を排除する

あらゆる「睡眠トラブル」を解決する

春を感じる季節。もうじきサマータイムが始まる。レベッカ[*1]は最近、R90アプローチの一環として起床時刻を早め、午前5時にした。驚かれるかもしれないが、彼女は3サイクルのルーチンを始めようとしている。

初めて連絡をもらったとき、レベッカは苦しんでいた。仕事はプレッシャーの高い銀行業務。以前は自宅からオフィスが近かったので、出勤前の朝一番にジムに立ち寄って前向きなスタートを切ることができた。しかしオフィスが街の反対側に移転し、通勤時間が倍以上かかるようになったため、**ジム通いをやめてしまった**。時間が取れなくなったのだ。

そもそもレベッカは眠りに敏感なタイプで、夜中に何度も目が覚め、ぜんそくやアレルギーで呼吸に問題が起こりやすい。覚えている限り、昔からずっとそんな調子だ。ストレスを解消して元気に一日のスタートを切るための素晴らしい手段だったジム通いが消えてなくなり、日々の生活に不調を感じるようになった。疲れていらいらする。気分が上がらず、意欲がわかない。**もうひと頑張りするために、カフェインと甘いお菓子に頼る**ことが増えていった。

さらに、寝つきが悪くなり、夜中に目が覚めることが増え、それがますます疲労といらいら、低調な気分と意欲低下を増大させる、という悪循環にはまっていた。

レベッカは何時間もかけてネットで自分の症状をリサーチし、医者にかかり、専門クリニックに相談までしたものの、はっきりした診断は得られず、普段の生活に使える具体的な対策のアドバイスも得られなかった。

レベッカは自己流でいろいろ試してみた。**ハーブティー、リラックス効果のある入浴、薬局で手に入る睡眠改善薬、さらには睡眠薬まで**。でも、どれひとつとして、まるで効果がなかった。ついには、レベッカの睡眠が改善されるまで、パートナーはソファベッドで眠ることになった。

寝室の「見た目」で問題がわかる

レベッカから連絡をもらったとき、まずは「R90スリープ・プロファイル質問票」に記入するように依頼した。これは私がカウンセリングに使っている質問票で、相談者の生活（何を、いつ、なぜ行うか）の全体像を把握する目的で制作している。

選択式の質問はほとんどない。「あなたは夜中に何分間目が覚めますか？　①15分、②30分、③45分、④60分以上」といった質問に正確に答えられる人などいるだろうか？　私の質問はほとんどが、**「概日リズムを意識していますか？」「自分のクロノタイプを知っていますか？」「夜中にまったく目が覚めませんか？」**といった、「イエス／ノー」で答える形式だ。

また、レベッカに自宅のマットレスと寝室の写真を送ってもらった。

私はさっそく、**寝室は大きいのに標準的なダブルベッドを使っている**ことを指摘した。「もっと大きなベッドにしようと思ったことはありませんか？」

さらに、レベッカが寝ているマットレスは、ポケットコイルと天然素材の詰め物が入っていたので、「ぜんそくをお持ちなら低刺激の素材のものにしてみては」と助言した。

レベッカはすぐに睡眠サイクルとリズムを理解した。さっそく、現状を前向きにとらえ始めた様子だ。

そんな彼女の変化を念頭におき、日々の生活から「マージナル・ゲイン（小さな改善の積み重ね）」を得るためのアドバイスを開始した。

「4時間半睡眠」をやってみる

レベッカには睡眠改善薬をしまい込んでもらった。それまでは習慣的に午前6時に起床して出勤、「理想的な夜」は午後10時に就寝、というパターンだったが、朝型タイプということもあり、夏が近づき朝の明るさが増すことも考慮して、**起床時刻を「午前5時」にする提案をした**。この時期の5時はすでに太陽が出ているので、クロノタイプが朝型の彼女には無理のない変更だ。

ここから90分単位でさかのぼると、彼女の就寝時刻の候補は午前3時半、午前2時、午前0時半、午後11時。

午後9時半はNGだ。サマータイムではまだ明るい時間であり、**概日リズムの衝動と睡眠圧のピークが、これより後にやってくる**(サマータイムの9時半は標準時の8時半)。レベッカが5サイクルを必要とするなら、CRP(第5章参照)を使うか、起床時刻を午前6時半にずらす。

レベッカはこれで早起きになったので、ふたたびジムに行けるようになり、軽い足取りで一日を始められるようになった。**職場での気分も上がり、パワーがみなぎるようになっ**

てきた。さらに、スリープキットのための買い物をし、眠る環境の改善をはかった。

就寝時刻は午後11時を使うことにした。この時間までには疲れているので、それなりに寝つきがいいのだが、まだ夜中に目が覚めてしまう。8時間前後の睡眠を取ることが、合っていないのかもしれない。

寝返りを打ったりしながら目を開けて横になっているぐらいなら、**いっそのこと睡眠時間を減らすのはどうだろう?** 世界を周回する船乗りや、ヤフー!元CEOのマリッサ・メイヤーのように、大多数の人よりも睡眠時間が少なくてよいタイプなのかもしれない。

起床時刻はしっかりと調整ずみなので、私はレベッカに、午前0時半にベッドに入る提案をした。これだと眠るのはたった3サイクルになる。レベッカは驚いた顔をした。

睡眠を自分で「チェック」する

「夜中に目が覚めて起きてしまうんです」

指導中のクライアントからそんな相談を受けたら、私はたちまち赤信号だと考える。起きてしまう時間が5分間でも1時間でも関係ない。夜はわずかでも目を覚ましてほしくないのだ。

「『究極の睡眠』の7つのルール」では、夜間の睡眠サイクルを切れ目なくつなげるために、できる限りの障害を除去する方法について説明した。

本書で一貫してお伝えしていることだが、「眠れないかもしれない」というストレスや心配は、目覚める原因になる。眠りをもっと長い時間枠でとらえ、**起きている時間のうちになんらかの調整ができるという自信を持つことが大切**なのだ。

R90アプローチの90分サイクルを使えば、睡眠状態のチェックが自分でできる。

睡眠サイクルの最初や最後で目が覚めてしまう（時計を見て確認）ことに気づき、すみやかに寝なおすことができないときは、**いったん起きて「就寝前のルーチン」のような活動をいくつか行い、次のサイクルを捕まえればよい**。

そして、起きてしまう原因を探ろう。トイレに起きるのが原因なら、前日に水分を取り過ぎていないか、カフェインを取り過ぎていないか、何かストレスに感じていることがないかと掘り下げる。でたらめなアプローチはしない。**シンプルな自己診断に沿って対策を検討する**。

睡眠サイクルの途中で目が覚めたら、そのまま起きて、次のサイクルの最初を目指して入眠しよう。眠りの主導権を自分が握るのだ。

朝、最後のサイクルの途中の早すぎる時間に目覚めたときは、起床時刻を迎えるまでベッドの上でゆっくりと過ごしてから、一日を元気に始める。

夜中に目が冴えた時間を何かの用事に充《あ》てられそうなら、1サイクル後の入眠を目指すことで、ただ眠れずにいらいらとするのでなく、少ない睡眠時間でぐっすり眠る。

それでも睡眠トラブルが続くようなら、**「睡眠制限」を取り入れることを検討してもいい**だろう。一時的に睡眠時間を減らすのだ。

睡眠を減らすなんて、矛盾に感じるだろうか。「睡眠トラブルで日中に疲労感があるのに、睡眠を制限してなんの効果がある？」と思うかもしれない。

しかし理屈は非常にシンプルで、**眠れないのにベッドの上で目が冴えて時間を過ごすのであれば、無駄な時間をカットしよう**ということだ。ベッドの上の無駄な時間を「効率的」に使うのだ。

「睡眠制限」で眠りを効率化する

レベッカの例を見てみよう。彼女の設定した就寝時刻は午後11時、起床時刻は午前5時だ。しかし、夜中に目が覚めてしまい、寝なおすのに苦労している。そこで就寝時刻を午前0時半にずらして、様子を見ることにした。

こうした措置《そち》を取るとき、最大の障害は心理的な抵抗感だ。「夜は8時間ベッドで過ごすべき」と信じてきた人にとって、頭を切り替えて4時間半の睡眠を受け入れるのは難しい。

しかし、**効果は非常に高い**。「睡眠がきれいに3サイクルつながり、それぞれのステージの睡眠がたっぷり得られる」のと、「同等の睡眠量が細切れに分散した、浅い眠りが中心の8時間」のどちらがいいだろう？

レベッカは、午前0時過ぎまで起きているのをつらく感じるかもしれない。疲れが出て、もっと早く寝たくなるのが自然な流れだろうが、**重要なのは、そこを我慢して乗り切ること**だ。

軽い運動をして窓を開けて新鮮な空気を吸うなどして、元気を取り戻そう。これまでより遅めの時間まで活動的に過ごすのがポイントであり、ソファでごろごろしてテレビの前で夜を迎えるべきではない。そして、**起床時刻は必ず守る**。

レベッカは、日中に疲れを感じるかもしれない。それをカバーするには、就寝前と起床後のルーチンを最大限に（90分が理想的）行い、日中は90分おきに休憩を入れ、必要に応じてCRPを取り、**日中の時間帯にできるだけ太陽の光を浴びて活力を高め、体内時計を**

リセットすることだ。

R90アプローチでは、睡眠を1日単位ではなく7日間のかたまりでとらえている。だから、7日間を経験した後に、まだ問題があるようなら、**さらに就寝時刻を1サイクル遅らせて午前2時に設定してみる**。

そう聞くと驚かれるかもしれないが、あくまで短期的な試みだ。睡眠パターンをリセットし、効率的に眠ることができる時間の「底」を打ってから、ふたたび睡眠時間を戻していくようにする。

就寝時刻を「7日ごと」に早めていく

午前2～5時の睡眠パターンでようやくうまくいったレベッカは、他のメリットにも気がつくようになった。概日《がいじつ》リズムの要求が最も高い時間に、すぐに入眠できて、2サイクルを連続でしっかり取れるため、耳栓が要らなくなった。**目が覚めやすい「浅い眠り」のステージが長引かない**からだ。

また、レベッカは、自分が短い睡眠時間で平気なショートスリーパー（全人口の1パーセントとされる）であることに気がついた。

この試みの中でレベッカは、自分が3時間連続でしっかり眠れるということを知ることができた。一晩に5サイクルぐっすり眠れるタイプの人には少なすぎる睡眠時間だが、睡眠が途切れることに長年苦しんできた人にとっては、この気づきは素晴らしい朗報であり、力強いスタートポイントになる。

レベッカは、2サイクルで7日間様子を見てから、就寝時刻を午前0時半、つまり3サイクルに戻すことにした。

これを7日間続けてみて、うまくいきそうならさらに4サイクルに戻す。**午後11時から午前5時の6時間睡眠は、もはや悪いものには思えない。**それまでは、実質的な睡眠量や、本当に必要な睡眠量を把握していなかったレベッカは、ようやく現実を知ることができた。

睡眠時間の調整は、一夜ごとにできるものではない。私を訪ねて来る人が、別の施設で睡眠に関する処方を受けた話を聞いて、がっかりしたことがある。

一晩ぐっすり眠れているなら就寝時刻を15分早め、途中で目が覚めるなら15分遅らせるよう指示を受けていたのだ。私の経験上、このアプローチは一貫性がないうえ、プレッシャーが大きく、実践する人を、たちの悪いビデオゲームをやらされている気分にさせる。次のステージに行きたければ今夜成功しなさい、失敗したら前のステージに戻りなさい、という感じだ。

一晩がすべてを左右するという考え方は、睡眠問題に対処するにあたっては、捨てたほうがいい。

私が1週間単位で睡眠サイクルをとらえ、1日24時間×7日の回復スケジュールを推奨するのは、**「今夜」にすべてを託すのは合理的ではない**からだ。

一晩ごとの変化を考慮して、七夜連続という広範囲のサンプルを取ることで、「今夜は数回のうちの一晩にすぎない」という自信を持って眠ることができる。

ペナルティや報酬を気にして挑戦するのが目的ではない。睡眠制限は、段階的にルーチンを変更するために行うのだ。

「不眠症」とは、興奮しすぎて眠れないこと

不眠症は睡眠トラブルの王様的存在だ。睡眠トラブルの話題になると、ほとんどの人が思い浮かべるのが不眠症ではないだろうか。こんな終盤にきて初めてこの単語が登場する睡眠関連の書籍は珍しいかもしれない。

不眠症には、さまざまな睡眠状態が含まれる。寝つきの悪さや眠りを維持できないとい

ったトラブルも、起きている間の体調不良も、不眠症の症状だ。

英国睡眠協会《スリープカウンシル》の元アドバイザーで私の仕事上の師匠であるクリス・イジコフスキー教授は、「不眠症の原因は過覚醒である。人の脳が、眠るには興奮しすぎる状態になることだ」[*2]と述べている。

近親者の死や仕事の山場などの一時期のストレスから、短期的な不眠症に苦しむこともある。長期にわたって慢性的な不眠症に苦しむ場合のほうが深刻で、はっきりした原因がわからなかったり、不安障害やうつ病といった他の症状の指標になることもある。

私の同僚のひとりが慢性的な不眠症で、夜に1時間眠れたら御の字だという。かつては、日中に身体が動かなくなることがよくあり、ところかまわず倒れて眠ってしまった――なんと道端でも。

まさに白昼の悪夢だが、いまではその状態に順応し、睡眠量は改善されていないものの、上手に対処できるようになった。私たちの身体と脳には適応能力があるのだ。

現在の彼は、眠らない時間を活用し、二日分の仕事を一日で終わらせている。時差がある地域の人と仕事をするときには、とくに便利だ。彼に睡眠記録デバイスの〈Ｚｅｏ〉を装着し、脳波をモニターしたところ、おもしろいことがわかった。

彼がせっせとメールを送っている最中に、睡眠ステージの活動に関連する波形が読み取れたのだ。私の見立てでは、彼は夜間に目覚めているときにも、脳がなんらかの形で休息を取っている可能性が高い。ただし彼についた診断ははるかに単純で、「機械の計測不良」だった。

このタイプの慢性的な不眠症や、心の健康が不安視される症状がある場合は、医者に診てもらうことを推奨する。臨床診断と医学的な配慮が得られるからだ。

しかし、別のタイプの不眠症——寝つきが悪いとか夜中に目が覚めるなど——の場合は、R90アプローチが効果的なツールになる。

「就寝前と起床後のルーチン」「起床時刻を一定に保つこと」「体内時計と調和した生活」「睡眠環境を適切に整える」「定期的な休憩とエクササイズ」、このすべてが役に立つはずだ。

また、睡眠制限は私だけが利用しているメソッドではなく、世界各国のクリニックや公共医療サービスで使われている。これらを試してみて効果がなければ、医者に行くことを考えよう。

ただし、医療専門家の多くは多忙なため、睡眠を補助する医薬品の処方箋を書いてくれるだけ、という対応もあり得る。それが新たなトラブルの始まりになるかもしれないことを覚えておこう。

「睡眠薬」でパフォーマンスがダメになる

スポーツの世界をとりまく多大なプレッシャーとアドレナリン、カフェインの服用（と過剰摂取）を考えると、私が指導を行うチームの多くで睡眠薬の使用が一般的に行われていることは、さほど意外でもない。**上げたものは、いつかは下げなければならない**のだ。

全世界の睡眠改善薬の市場は2014年に581億ドルとされ、2020年には808億ドルに上昇すると予測されている。[*3] ある米国の報告書によると、処方された睡眠改善薬を服用している米国の成人は900万人前後であり、18〜24歳の年齢層では1998年から2006年の間に3倍に増えている。[*4]

これらの薬を誤用する危険が深刻化しており、ゾルピデム（神経系に働きかけて睡眠に誘導する薬。米国で最もポピュラーな〈アンビエン〉などの睡眠薬の有効成分）に関連して病院の緊急救命室を訪れる患者の数は、2005年から2010年の間にほぼ2倍になった。**睡眠薬は習慣がつきやすいうえ、記憶障害や夢遊病を誘発する可能性がある**（眠っている間に車を運転して悲惨な結末を招いたという極端な例も報告されている）。

また、薬物は思ったより長時間体内に残るため、**翌日のバランス感覚や注意力、反応時**

間に影響を及ぼす。[*5]パフォーマンス向上に役立つとは、決して言いがたい存在なのだ。

２０１２年の睡眠薬と死亡率とガンの関連性を調べた研究から、こんな報告が出されている。「睡眠薬を処方されたグループは、まったく処方されなかったグループと比較して、死亡する危険度が大幅に上昇した」

比較的少量しか使っていない人でさえ、危険度が上昇したのだ。[*6]こんなリスクを取るだけの価値があるだろうか？

ゾルピデム系の睡眠薬に関する実験で、被験者にゾルピデムまたは偽薬《プラシーボ》を与えたところ、ゾルピデムを使用した人は偽薬の人に比べて、わずか21分寝つきが早くなっただけという結果が得られた。[*7]

薬は、長引く睡眠障害の解決策とはいえない。ただし、大切な人を亡くすといったトラウマ的な経験に起因する短期間の不眠症の改善には効果が認められており、英国国民保健サービス（ＮＨＳ）は、治療の上限を４週間にすることを推奨している。ところが、ラフバラー大学睡眠研究センターのケビン・モーガン教授はこう話している。

「不眠症の多くが慢性化するため、これらの薬物が推奨より長期にわたって処方される場合がほとんどだ」

単刀直入なアドバイスをさせてほしい。睡眠薬を使用するのはやめよう。いますぐに。

睡眠障害や精神疾患の診断を受けていて、治療に必要な場合を除いては、なんの益にもならない。

眠る前に薬を飲む習慣がついてしまうと、薬なしでは眠れないと思いこむようになる。この「お守り」を使わずに眠ろうとすると、不安になり、よからぬ考えがわいてきて、目が冴えてしまい、ますます薬に依存してしまうのだ。

「前向き」なイメージを頭に浮かべる

私がスポーツクラブの指導を任されたときに最初にする仕事は、選手の睡眠薬使用をやめさせることだ。クラブの主治医がすでに説得を試みて、聞く耳を持ってもらえなかったケースも多い。**医者は、睡眠薬が選手に大きな打撃を与えると知っているから、やめさせようとする**のだ。

「でも、僕には必要なんです。試合前（後）は眠れないんです」

選手たちは、そう訴えてくる。しかし、私はこう切り返す。

「大丈夫。**眠れないなら、他の方法で回復をはかればいい**。瞑想しなさい。きみが大活躍した試合のハイライトの録画を観るものいい。その時間を他のことに使うんだ」

自分が最高のパフォーマンスをした映像を見ることは、眠りをさまたげる「不安」を鎮めるのに役に立つと同時に、次回のパフォーマンスに向けての自信につながる。

眠れなくて悩んでいる人は、**その時間を使って、自信を得られて前向きな気分になれることをしてみてはどうだろう**。

試合のハイライト映像は持っていなくても、**自信を引き出す過去の行動を頭のなかで再生する**ことはできる。眠れないことを考えるよりも、そのほうがはるかにいい。

起き上がって、「就寝前のルーチン」に似たことをするのもいい。**瞑想したり、ヘッドホンでリラックス音楽を聴くのもいいだろう**。

その後、次の睡眠サイクルから入眠することを目標にしよう（午前1時に眠れなくなり、起床時刻が午前6時半なら、午前2時または3時半が、自然に入眠できる時刻だ）。先を見越して、自分の状態に前向きに働きかける行動を起こすのだ。

元気でも「時差ぼけ」で急に頭が止まる

オーストラリアに向かうための最初のフライトは、バーミンガム空港を午後9時に出発した。食事を一回取り、映画を観て、ボタン操作でシートをフラットにして（ビジネスクラスを使えることが、仕事で現地に入るときの特権のひとつだ）、残りの時間は睡眠を取った。

ドバイに現地時刻午前7時に着陸し、ドバイ在住の友人アンディ・オールドノウ[*8]と合流して夕食を共にし、午前2時発のシドニー行きの飛行機に搭乗するために空港に戻った。13時間後、機内で2時間ほど眠り、夕方に到着。

ホテルに着いて、少し食べて、しばらくゆっくりしてから、朝の時間にアラームをセットしてベッドに入った。明日は午前11時にテレビ局のスタジオに行く予定だ。時差のある旅をしたにもかかわらず、**かなり普段通りのルーチンをこなすことができ、その夜はすやすやと眠った**。

翌朝は気分爽快だった。もちろん100パーセントとはいかないが、これだけの長距離移動なので、多少の疲労が残るのは当たり前だ（長距離を移動するだけで疲れるし、狭い空間で数時間を過ごす場合はなおさら疲れる。**この疲労感と時差ぼけの症状の区別が難しいこともある**）。

時間ぴったりにテレビ局に到着し、他の撮影が行われている間に自分の準備をして、すべて万全……と思いきや、カメラを向けられたとたんに、私は完全にシャットダウンしてしまった。

3度目のテイクになっても、ひと言も発することができない。**あらゆるものがぼやけて**

見え、普段の現実世界とは調子が違うように感じられた。そのまま押し通すことができず、いったんホテルに帰らせてもらうことになった。いったいどうして、こんなことになってしまったのだろう?

長距離を、時差を超えて東または西方向に急速に移動すると、私たちの体内時計は新しい環境の「明－暗」のサイクルに同調するのが困難になり「時差ぼけ」を引き起こす。人間の進化が、ジェットエンジンの発明に追いついていないのだ。

寝つきが悪い、目が覚めない、といった睡眠パターンの乱れと日中の疲労増大は、一般的な時差ぼけの兆候だ。体内時計が順応するまでは、違った時刻に頭が冴えたり疲れたりする。さらに事態を複雑にするのは、脳の体内時計が「明－暗」のスケジュールに順応しても、脳にコントロールされている細胞や内臓内のそれぞれの時計すべてに再調整が必要になることだ。

休暇明けの予定を「逆算」して対処する

移動距離が長く、時差が大きいほど、影響が大きくなりやすい。一般に、時差一時間につき順応期間が一日かかると推定されているが、影響の度合いには個人差がある。

たとえばシーズン前のプロモーショナル・トーナメント試合のために、30人のサッカー選手を飛行機で極東まで移動させるとしたら、全員に同じ戦略を使い、同じように介入したとしても、**半分の選手は到着翌日の試合で問題なくプレイできるが、残りの半分は疲れて不調になる**。

段階を踏んで備えを固めたとしても、実際の効果は保証できないのだ。先ほどの私のオーストラリア行きの場合も、ビジネスクラスの贅沢を享受して、狭いエコノミークラスに乗った場合よりも適切な時間帯に睡眠が取れたことに加えて、睡眠に関するあらゆる備えをしたにもかかわらず、身体がクラッシュしてしまった。

長距離の休暇旅行に出かける人の多くが、時差ぼけを経験する。**とくに影響を受けるのが、休暇の初めと、帰宅後に日常生活に復帰するとき**だ。

休暇中に症状が出るのは困りものだが、ビーチでリラックスしている限りは、それほど問題はない。しかし出張で長距離移動する人や、休暇後に仕事に復帰する人には、大きな悪影響が見込まれるため、症状に対処する必要がある。

時差ぼけに最も効果的な薬は、もちろん「時間」だ。

オリンピック選手は試合の前日には飛行機に乗らない。2014年のブラジル開催のワールドカップの初戦の前日に現地に到着したサッカー選手などひとりもいなかった。体内時計を現地の昼夜のスケジュールに順応させるために、日程に余裕をもって移動するのだ。

ビジネスパーソンも「会議の日時からは余裕をもって飛行機に乗る」「休暇旅行から帰宅した後は一日休んでから出勤」ということができればよいのだが、現代のビジネスシーンや年次休暇の事情を考えると、そういった選択は厳しいかもしれない。

航空会社によっては、独自の時差ぼけ対策アプリやオンラインアドバイザーを設けているので、それらを利用しても効果が見込めるだろう。

「光と闇」で体内時計を自在に調整する

だが、「時間」を使えないときの最強の武器は、やはり「光」だ。

体内時計をリセットするために、フライトの「前」「最中」「後」に光を使うことで、時差ぼけの影響を弱めることができる。飛行機に乗る前に、前適応のルーチンを取り入れると、いいスタートが切れるはずだ。

やり方は、ごくシンプルだ。

たとえば、ニューヨークからロンドンに飛ぶと、タイムゾーンを東に5つ移動する（5

時間早まる）ことになる。だから、目的地のタイムゾーンに適応するために、体内時計を早める必要がある。

一般的に、東への移動は西への移動よりも適応が難しいため、ぜひとも何らかの下準備をしておきたいものだ。

出発の2日ほど前から、光を使って少しずつ起床時刻と就寝時刻を早めておくといいだろう。自然光でも昼光ランプを使ってもよいので、朝は早めに光を浴び、夜は早めた就寝時刻に合わせて光を遮断しよう。

同じ理屈を、帰るとき（ロンドンからニューヨーク）にも適用する。西への移動なので、夕方、1時間ほどしっかりと光を浴び、遅くまで起きているようにする。目的地のタイムゾーンへと移行できるように、飛行機に乗る前に就寝時刻と起床時刻を徐々に遅くしていくのだ。

機内では、目的地の日照時間に光を浴びるようにする。〈ヒューマン・チャージャー〉のようなイヤホン型の時差ぼけ対策デバイスを使うのも手だ。耳の穴から光を与える仕組みだが、音楽を聴いているように見えるので、周囲の目を気にせずに使える。

目的地に順応するためには、光を浴びるのと同様、光を避けることも重要だ。目的地の日照時間に合わせて機内で光を避けよう。できれば窓を閉め、アイマスクか、ちょっと人目を引くがサングラスを使ってもよいだろう。

目的地に到着したら、引き続き「サングラスを使う」「日光を避けて屋内で過ごす」「適切な時間帯に太陽の光を浴びる」などで、体内時計を毎日段階的に進める（あるいは遅らせる）調整をはかる。

現地で寝つきが悪かったり、夜中に目が覚めたりするときは、夜間にまぶしい光を浴びる活動を避け、日中にたっぷりと太陽の光を浴びるように意識して、丸一日暗い中にいるようなことは避けよう。事前の備えがあれば、時差ぼけの影響が軽減され、長引かないはずだ。

「アルコール」は睡眠の助けにならない

飛行機から降りた直後に会議やイベントがあり、体内時計を整える時間が取れない場合、「光」が役に立ってくれる。

光には気分と注意力を高める効果があるので、心身を整えて大切なイベントを乗り切るため、光を取り込むデバイスを利用しよう。

適量のカフェイン摂取を利用してもよいが、イベント終了後にしっかり休めるのであれば、カフェインを重要視する必要はない。カフェインで過剰な刺激を与えたり、睡眠薬を使ったりするよりも、**光は時差ぼけにはるかに効果的で自然な対抗手段**なのだ。機内で水分補給をしてアルコールを避け、体調を整えておくことも重要だ。**アルコールはよい睡眠の助けにはならない**。

国際航空運送協会（IATA）が2015年に刊行した報告書によると、国際線の乗客は1年で6・5パーセント増加している。今後の需要がなくなることは考えられないだろう。飛行機を頻繁に使う人は、いくつか対策を試してみて、自分に合った、時差ぼけにパフォーマンスをさまたげられずにすむ方法を探してみよう。

あまり飛行機に乗らない人でも、**長距離移動に合わせた自己管理を行うことで、着陸してすぐに冴えた頭で仕事をすることができる**。

ところで、ここに書いたアドバイスのいくつかに聞き覚えがあることに気づいた方もいるだろう。じつは、時差ぼけ対策は、光を利用する点で、普段の体内時計の調節に非常に似通っているのだ。**時差ぼけ対策は、夜型の人が「社会的時差ぼけ」に打ち勝つための日々の対策そのもの**といってもいいだろう。

飛行機で長距離移動をする、しないにかかわらず、睡眠と覚醒のサイクルを調整するために日常的に最も使えるツールが「光」であることを覚えておきたい。

朝は「質の高い睡眠」を取れない

「シフト勤務」というと、工場の作業員や病院の医者・看護師、バーのスタッフ、変則的な勤務時間などを思い浮かべるだろうか。

だが、家でPCやメールを使う時間や深夜残業のことを考えると、いまや誰もがシフト勤務やときには夜勤をしているといえる。

たとえば私は、プロのポーカープレイヤーの睡眠指導をしたことがあるが、彼は夜間にオンラインで高額を賭けたゲームをしていた。「夜勤」といってすぐ思い浮かぶような職業ではないが、日中のプライベートと仕事との兼ね合いという点で、彼のような働き方をしている人は、医者や看護師や工場従業員と同じ課題に直面している。

その課題とは、「体内時計と完全に相いれないライフスタイルをいかに管理するか」だ。

先にも書いたように、身体の自然な活動に反する生活が長期間続くと、深刻な影響をこうむる可能性がある。オックスフォード大学の睡眠概日神経科学研究所所長のラッセル・フォスター教授は、こう述べている。

「シフト勤務者に見られる睡眠障害は、多数の問題を引き起こす。その影響は、免疫力の低下、ガン発症リスクの上昇、冠動脈性心疾患、さらには2型糖尿病などの代謝異常まで、広範囲にわたる」

夜間勤務者は、身体がメラトニン生成を求めて睡眠状態に導こうとする自然な流れに逆らって、睡眠の衝動と要求が交差する睡眠チャンスの時間帯を「迂回」して働くことになる。朝に帰宅したときは太陽が出ていて、睡眠圧は高いのに概日リズムの衝動が下がっているので、夜間なら得られるはずの「質の高い睡眠」を取るのに苦労せざるを得ないのだ。

第1章の概日リズムのチャートをもう一度見てみよう。チャートから読み取れるように、身体は日の出と日没に調和しようとする。夜間に働くという活動は、この調和に反している。夜間勤務者は、自分が動いている時間帯に合わせて体内時計を効率よくリセットする必要がある。まさに時差ぼけ対策と同じだ。

つまり、ここでも「光」を利用するのが得策だ。昼光ランプと光目覚まし時計の光を「夜間・昼間・夕方の睡眠チャンス」や「就寝前と起床後のルーチン」と組み合わせて利用することで、新しい「時間割」に順応するのだ。夜型クロノタイプの人は、比較的この移行が楽にできるはずだ。

昼夜逆転の人は「帰ってすぐ」に寝てはいけない

夜間勤務を終えて朝に帰宅したら、まっすぐベッドに直行してはいけない。日中の勤務の人は、帰宅してすぐにベッドに入らないはずだ。

帰宅したら食事を取り（夜間勤務に完全に順応したいなら、「朝食」ではなく「夕食」の内容にする）、ここを「夜の時間」として扱う。

子どもがいる人は、子どもが登校するまでの時間を一緒に過ごす。学校まで送ってもいい。日中の時間や家庭生活から完全に疎外されなくてすむ。

子どもがいない人は、**この時間に「夜のくつろぎ」を再現しよう**。テレビを観る、本を読む、ワインをグラス一杯飲む（午前8時にはふさわしくないように思うかもしれないが）。

そして、あなたが目指す就寝時刻の90分前から就寝前のルーチンを始める。

ここで夜間よりさらに大切になるのが「遮光」だ。吸血鬼さながらに、睡眠環境から太陽の光を追い出す必要がある。できれば就寝前のルーチンを行う部屋も暗めにして、**身体に「日が暮れた」ことを感じさせよう**。

日中に眠るときに大切なのは、昼間の睡眠チャンス（午後1～3時）と夕方の睡眠チャンス（午後5〜7時）を使うことだ。

とりわけ大切なのは昼の睡眠チャンスだ。概日リズムの衝動は、夜間の午前2〜3時に酷似して、ここでピークになるからだ。

可能な人は、たとえば**目標とする就寝時刻を午後0時半にすると、昼の睡眠チャンスを十分に生かして睡眠を取ることができる**。

日中に5サイクル連続で取るのは難しいので、睡眠を分割するのもやむを得ないが、ここで4サイクルをまとめて午後6時半まで眠ることで、夕方の睡眠チャンスの一部を取り込むことができる。

「シフト勤務」で太りやすくなる

夕方や夜に起きる場合も、起床時刻は一定にすること。起床時に光を浴びることが、日中に勤務する人よりもさらに重要となる。

あなたの起床時刻が午後6時半だとしたら、**冬は日が暮れて暗いため、人工的な光の助けが必要となるだろう**。光目覚まし時計をぜひ入手しよう。

そして目が覚めたらすぐに遮光ブラインドやカーテンを開けて外の光を浴びよう。それ

夜間勤務者の5サイクルの睡眠

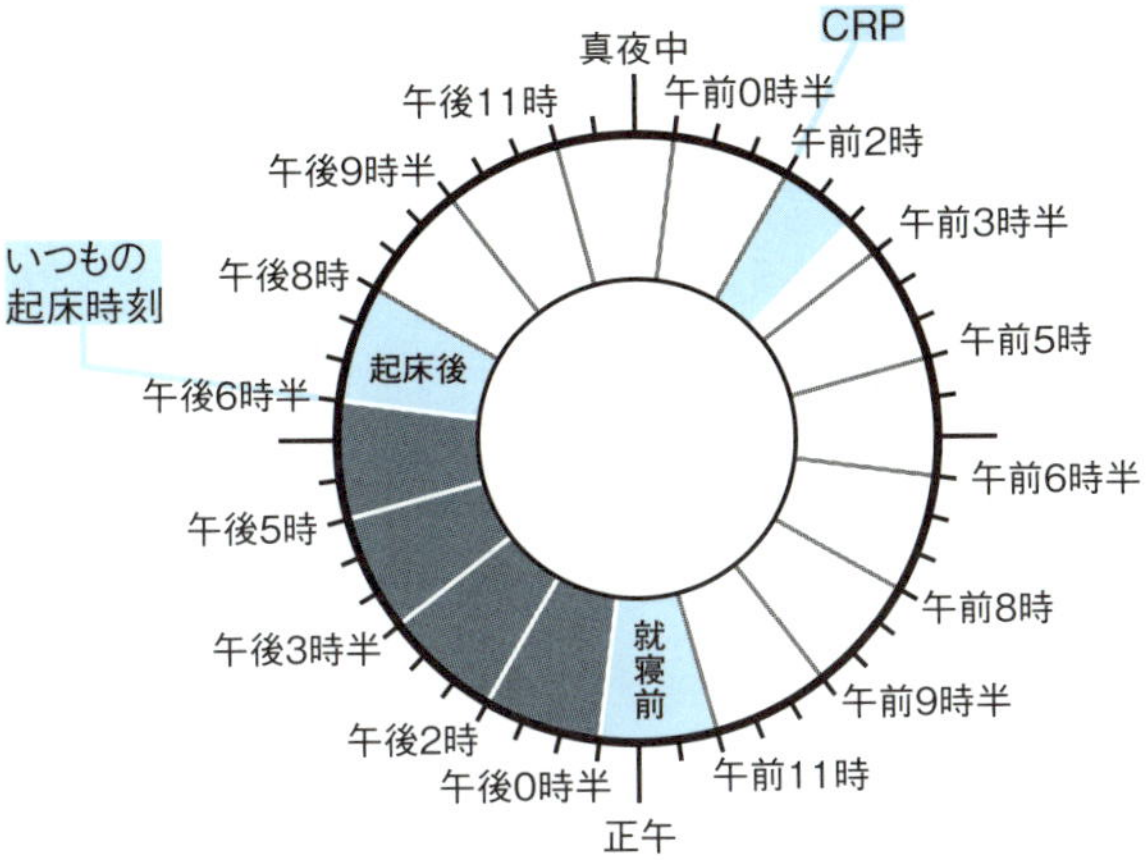

から膀胱《ぼうこう》を空にし、エネルギーと水分補給をして軽いエクササイズをするなど、起床後のルーチンへ進もう。

子どもやパートナーと住んでいる人は、この時間を使って一緒に過ごそう。日々の家庭生活から完全に疎外されないようにしたい。

そして、仕事が始まってからも、必ず光を浴びるようにしよう。

標準的な人工光は弱すぎるので、昼光ランプがおすすめだ。目を覚ましていたいのだから、いまはブルーライトを浴びるのに悪くないタイミングだ。メラトニン生成を抑制してくれるからだ。

午前2〜3時ごろに、大きなCRPの睡眠チャンスがある。日中に働く人のスケジュールでは、最も眠気が強くなる時間帯だ。**この時間帯を、30分（仕事上融通がきくのであれば90分）の休憩タイムにしよう**。

夜間勤務者にとって、カフェインは強力なパフォーマンス強化剤だが、一日の上限量は、やはり400ミリグラムだ。カフェインが半減するまで6時間かかることを忘れないように。また、**シフト勤務者は肥満のリスクが高い**[*9]ので、健康的な食事と運動を心がけることも大切だ。

このパターンを毎日続けるうちに、体内時計が徐々に新しい「睡眠−覚醒」のサイクルに順応してくる。時差ぼけに慣れるときと同じで、1週間を終えるころには感覚がつかめるようになるだろう。

体内時計を軽視すると、必ず健康を害する

しかし、多くの夜間勤務者の場合、慣れたころに、日中に家族や友人と交流したり、社交イベントに参加したりという機会が訪れるものだ。また、シフトの時間帯がしょっちゅう変わる場合は、そのたびに**起きている時間帯を変化させることになるため、つねに環境と調子がずれることになる**。

そういった調整を常時繰り返していると、健康に悪影響が出ることが研究からわかっている。7万人以上の夜間勤務の女性看護師を22年間にわたって調査した結果、シフト制の夜間勤務を5年以上続けた人は、寿命が短くなる傾向があり、心臓病で死亡する確率が上がった。また、**シフト制の夜間勤務を15年以上続けた人は、肺ガンで死亡する確率が上がった**[*10]。

調整をしょっちゅう繰り返すことが、健康上よくないのは明らかだ。また、夜間勤務のみの人に比べて、働く時間が変動するシフト勤務のほうが問題が多いことがわかっている。

R90アプローチは、シフト勤務に付随する問題にある程度までは対処できるが、**長期的に考えると、なんらかの決断が必要になってくるだろう**。いつまでその働き方を続けるのか？　5年？　10年？　リタイヤするまでずっと？　勤務時間を自分で選択できない人も多いとは思うが、**遅かれ早かれ、調整できる範囲でそうした問いについて考えることになる**はずだ。

私のクライアントであるプロのポーカープレイヤーも、いつかは決断の日が来るだろう。在宅勤務なので、試合の時間によっては夜間にCRPが取れるし、通勤や出張の必要もない。それでも、どんな人でも体内時計を無視しているとやがてはしっぺ返しをくらうことになる。

冬は朝昼、意識的に光を浴びる

季節性情動障害（ＳＡＤ）は、普段は精神状態に問題がない人が、毎年一定の期間だけうつ病に関連する症状が出るというものだが、たいていは冬季に発症する。

実際には、**私たちのほぼ全員が「ウィンターブルー（冬季うつ）」を経験している**。冬になると気分が落ち込んだりやる気が下がったりし、朝起きるのがつらくなる。

暗くて寒い冬季は、食事の内容も変化する。夏は新鮮なサラダや軽めの食事を好んでいたのに、冬になると炭水化物が多い「気持ちが安らぐ」食事がしたくなる。

動物が冬眠するのは悪くないアイデアに思える。実際、私たちのなかにもそれぞれのやり方で「冬ごもり」をしている人が多い。出勤して帰宅した後に家で長い時間を過ごす。週末は家に引きこもる。気分が上がらずやる気が出ないので、エクササイズの時間が減る。冬季にはテレビの視聴者数がピークになる。

私自身も、スポーツ界での指導経験のなかで、季節の変化に影響を受けない選手にお目にかかったことはない。家に引きこもってテレビを観る時間が増えるのと同じで、**活動を**

スローダウンしたい欲求が高まるのだ。しかし、ラグビーやサッカーなど冬季の試合数が多いスポーツでは、スローダウンという選択肢を取るのは無理だ。

寒いので朝の通勤がつらいのはもちろんだが、**冬に直面する主な障害は「光の欠如」だ**。セロトニンの生成が阻害され、メラトニンが多く生成される傾向が強くなる。光を頼りに設定される体内時計が影響を受け、概日リズムの調子が狂ってしまう。

「光の欠如」の大きな原因の一つは、日没が早くなることだ。

ラグビー選手とサッカー選手は屋外でトレーニングをすることが多い（もちろん屋内のジムでもたっぷりと時間を使う）ので、日中は太陽の光を浴びているが、**一般の人のほとんどは、屋内で仕事をしている**。

夏季はそれでもいい。帰宅時など夕方の時間がまだ明るく、外で光を浴びられるからだ。しかし冬季は日中に屋内で仕事をし、暗くなってから帰宅することになる。

そこで冬季は、朝はもちろん、**休憩時間とランチタイムに日光を浴びることがきわめて重要になる**。たとえ寒くても外に出よう。

日光の代替になる器具に投資してもいい。私は、指導しているサッカーチームとラグビーチームに昼光ランプを導入した。家庭やオフィスで使ってみてもいいだろう。

仕事を終えて**暗くなってから帰宅すると、疲れを感じやすくなる**。

そんなときは、夕方の睡眠チャンスを使ってCRPを取ろう。さらに、CRPの最中または後に15分間、昼光ランプを浴びると、活力がわき、夜の時間を有効活用できるはずだ。

冬季に調子が悪い人は、職場の担当部署に昼光ランプの購入を頼んでみよう。見た目はただのデスクランプなので、同僚に気づかれずに「昼間のスランプ」の時間帯に光の助けを借りることができる。昼間のCRPを活用しよう。雇用主にとっても、従業員の機嫌がよくなり仕事効率が上がるというメリットがある。

自分を大切にしたい人は、**家にも昼光ランプを導入して、気分とやる気がアップするメリットを享受しよう**。そのうち、無意識にテレビのリモコンに手を伸ばすことも減り、ジム通いや友人とのディナーを楽しめるようになるかもしれない。

第10章 まわりにも「究極の睡眠」を与える

パートナーと子どもをぐっすり眠らせる

初めて私がアーセナルに足を踏み入れたのは、チーム全体の前で睡眠と回復の話をするためだった。イングランド代表チームの仕事を通じてアーセナルの理学療法士であるゲイリー・レーウィンに出逢い、彼が私のことをアーセン・ベンゲル監督に推薦してくれたのだ。

マンチェスター・ユナイテッドへの関わりが、ごく自然で形式ばらないかたちで深まったのは、サー・アレックス・ファーガソン監督が、私が送ったお伺いの手紙に広い心で応じてくれたからだ。ガリー・パリスター選手のケアを手伝うことから始まって、選手全員へのサポートへと広がっていったわけだが、当時は自分の先行きを深く考えていなかった。しかし、正式な依頼を受けてロンドンへ出張したとき、実感がわいてきた。

「私は英国の2大サッカーチームと代表チームのスリープコーチになろうとしているん

だ」

スポーツの世界でのキャリアは始まったばかりで、勉強することが山積みだったが、この気づきに胸が高鳴った。少し不安でもあったので、息子のジェームズも手伝いとして連れてきていた。

クラブのトレーニンググラウンドは、ハートフォードシャー州セントオールバンズの近く、ロンドン・コルニーにある。その会議室で、チーム全員が見守るなか、ゲイリー・レーウィンが私を紹介してくれた。

私はプレゼンテーションを始め、選手たちに、睡眠の取り方のテクニックや睡眠に関連した知識について紹介した。まだ粗削りな、R90アプローチの原型である。半分ほど終わったところで、私が睡眠に使うグッズの実演をしているときに、二人の若い選手がマットレスで寝てみてもいいかと尋ねた。

「もちろんです」私は答えた。

おそらく二人は、「ちょっとふざけてやろう」と考えたに違いない。マットレスのほうに進み出ると、若者がやりそうなおふざけを始めたので、会場にいるほぼ全員がどっと笑った。

私のプレゼンテーションが大混乱に陥《おちい》りそうになったそのとき、ひとりの選手が立ち上がってこう叫んだ。

「もうやめろ！」

会議室にいる全員がぴたりと動きを止めて、彼のほうを向いた。

「俺たちは話を聞くためにここにいるんだ。静かにしようじゃないか」

ティエリ・アンリ。私はきみに感謝している。

大事な日の前は「禁欲」すべきか？

ボクサーは戦いの前夜、サッカー選手は試合前、短距離走者はレース前に、禁欲を警告されることがある。しかし**「セックスがパフォーマンスを阻害するか」**については相反する説がある。かえって調子がよくなる選手もいる。あなたはどうだろう？　人生の大イベントの前夜に、禁欲をするだろうか？

私の友人で仕事仲間のニック・ブロードは、常々このテーマに興味を抱いてきた。[*1] チェルシーFCのスポーツサイエンスの主任である彼は、**正しいアプローチを取れば、選手はセックスをかなり効果的に利用できる**と考えていた。

いいセックスは、ストレスと不安と心配を軽減する強力なツールになり、しかも快感が得られる。刺激的で自発的な行動に心を集中し、我を忘れていまの瞬間を楽しむことができる。自分が愛され、求められていると感じられ、安心感が得られる。ナチュラルなかたちの運動であり（定期的に行うとなおいい）、終わった後に、リラックスして温かい安心感の余韻が残り、とりわけ男性はそのまま眠りに一直線、という人が多い。

そう考えると、セックスは就寝前のルーチンに組み込むのにふさわしいように思える。しかし、セックスをルーチン化するのは、あまりにも興ざめで色気のないことだ。また、ベッドでは眠るのがいちばんの目的だ。セックスは「僅差の2位」なので、セックスの場所をベッドに限るのはやめたいものだ。「ベッド＝睡眠」を最優先で関連づけることが大切だ。セックスは他の場所でもできると考えよう。

また、セックスが必ずしもいい結果につながるとは限らない。カップルの片方が乗り気でない場合、拒絶感や強制感が生まれる。片方が満足しないまま行為が終わり、もう片方は無神経に眠ってしまうこともある。セックスによって不安や不満や疲労感が残り、関係にひびが入ることもある。

加えて、体力消耗の懸念もある。とはいえ結論をいうと、寝室で何時間もレスリングのような「運動」にふけって、目標とする睡眠サイクルに差し障らない限り、体力面への影響はほぼないと考えてよさそうだ。

「二人」で寝ると、こんな問題が起きる

アスリートと一般人との大きな違いは、大イベントの前夜にセックスをしたあと、アスリートはそのままごろりと眠るのではなく、起き上がって別室に入り、シングルサイズのスリープキットで眠らなければいけないところだ。

大切な試合の前のセックスは問題ないとしても、**パートナーが隣で眠っていては、回復に支障が出る**ため、一流アスリートの多くにとっては、この選択肢は考える余地もない。回復の自己管理も仕事のうちだからだ。

いつもベッドを共にするパートナーが睡眠に与える影響は大きい。これまでの「『究極の睡眠』の7つのルール」の解説では、一人で眠ることを想定していた。

しかし第9章の冒頭で紹介したレベッカのように、私はパートナーと一緒に寝ている人に睡眠指導を行うこともある。

レベッカの場合、彼女の睡眠スタイルを調整している間はパートナーがソファベッドで寝ていたので、一人で寝る場合のルーチンが安定したところで、パートナーの睡眠スタイルの確認にかかるべきだとわかっていた。**パートナーがレベッカの「回復ルーム」に戻っ**

たときに、問題が発生する可能性があるからだ。

パートナーの妨害は、英国での睡眠障害の原因として、ストレス、心配の次に多いといわれている。[*2] いびきや無呼吸（気づくのはたいていパートナーのほうだ）、布団の取り合い、夜中に目覚めてごそごそする――これらはすべて、パートナーがベッドに持ち込む可能性のある妨害の要因だ。

さらに、影響を受けていることに気づきにくい微妙な問題もある。

たとえば、**就寝時刻と起床時刻の違い**もその一つだ。パートナーがすでに眠っているときにベッドに入ると眠りをさまたげる可能性があるし、早起きの人がもっと寝ていたいパートナーの邪魔をすることもある。

初対面の気になる相手に「この店にはよく来るの？」と話しかけることはあっても、「右利き、それとも左利き？」とは質問しないだろう。しかし、関係が深まったとき、**利き手が大きな影響を及ぼす可能性がある**ことを知っておいて損はない。

入眠時には向かい合ったりくっついたりしているかもしれないが、たとえどんなに愛し合っていても、最終的にどちらかが先に寝返りをうって自分のスペースにおさまるものだ。他人が吐いた息を吸い込むのは眠りのさまたげになるため、無意識に身体をそむけてしまうのだ。

右利きは「右側」、左利きは「左側」に寝る

誰かと一緒にいることは、就寝前と起床後にはメリットがある。

しかし、**「就寝前を共に過ごしてから、別々の寝室で眠る」**のが理想的だ。邪魔をされずに睡眠を取り、しっかり回復した状態で起床してから、楽しい気分でパートナーと関わり、一日を楽しむ。

人が一人で眠るのは自然なことだ。心身の発達する青年期からずっとそうしてきたのだ。将来的に、寝室にこの形態を取り入れることを考えてみてもいいだろう。

さきにも述べた通り、理想的な睡眠ポジションは、利き手を上に（右利きの人は左脇を下に）した「胎児姿勢《たいじ》」。こうすることで、強いほうの手足で心臓などの臓器と生殖器を守っているという心理的な安心感が得られる。

一人で眠るときは、ベッドのどこで眠るかは気にしなくてよいが、パートナーが加わると少し複雑になる。自分に適した向きがあるからだ。**ベッドの足元に立った位置から見て、右側が右利きに適した位置、左側が左利きに適した位置だ**。

右利きと左利きのカップルがこの位置を取ると、二人とも睡眠に適したポジションを取

りつつ、背中合わせになるので、目の前に睡眠を妨害するものがなくなる。この点では右利きと左利きのカップルは相性がぴったりといえる。

二人とも利き手が同じ場合、どちらか一人が正しくない位置で眠ることになる。右利きが左サイド（または左利きが右サイド）だと、顔がベッドの内側、つまりパートナーの背中のほうを向くことになるため、睡眠をさまたげられる可能性が出てくる。だからといって同じ位置でベッドの外側を向くと、利き手を下にして眠ることになる。

もっとも、睡眠を基準にパートナーを選ぶわけにもいかない。

こういう場合は、正しくない位置で寝ている人が楽に眠れるように工夫しよう。**最も効果的なのは、回復ルームに入る「最大サイズのベッド」を使うこと**（キングサイズは大人二人が眠るための「最小」のサイズだ）。夜中に寝返りをうったり起きたりすると、パートナーは自分のほうを向いている可能性が高いため、相手の眠りをさまたげやすい、という意識を持とう。

「ここぞ」というときは別室で寝る

一緒に眠るとお互いの睡眠をさまたげやすいと知ることで、次に引っ越したり家を買っ

右利きと左利きは、正しい姿勢で眠るのに
ぴったりの組み合わせ

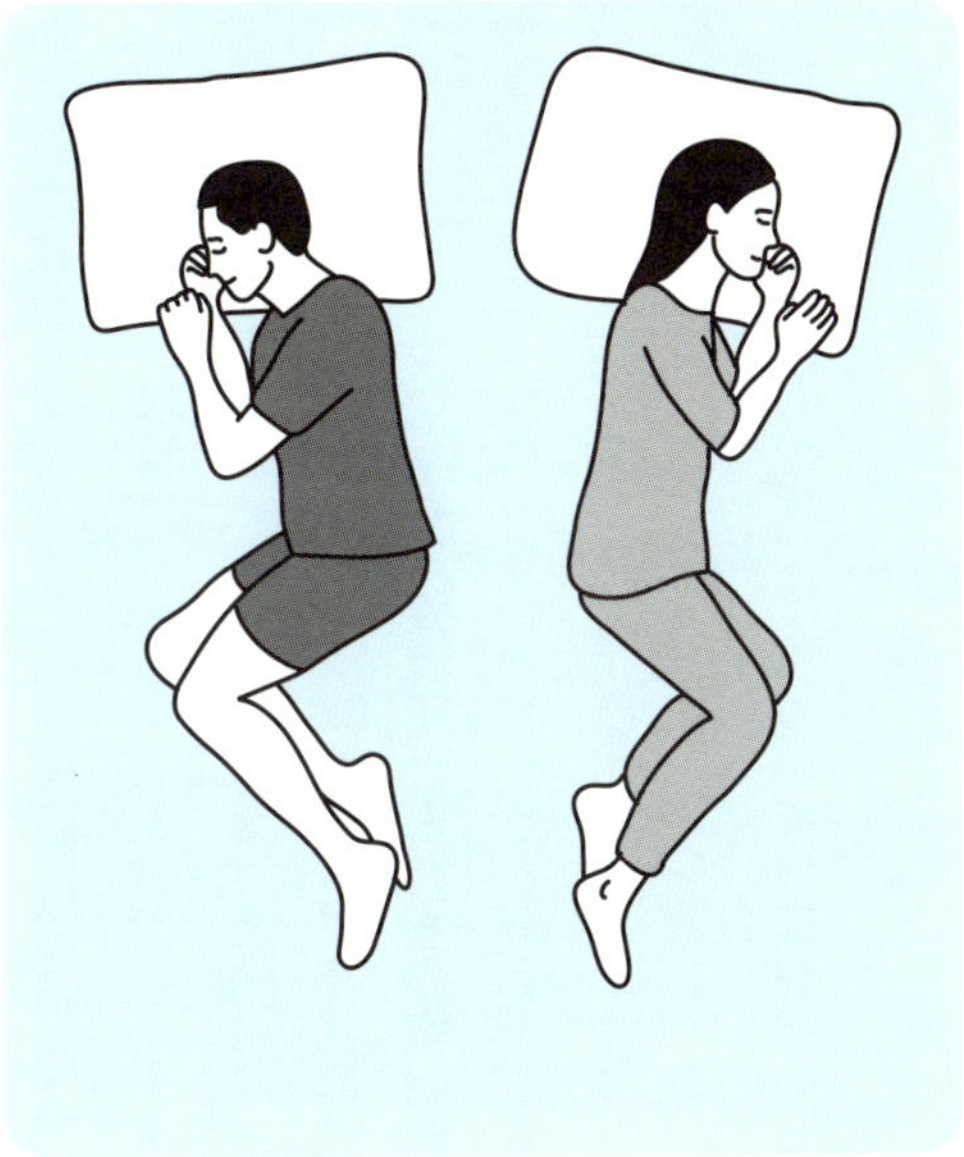

たりするときの部屋選びの基準が変わってくるはずだ。**寝室の大きさを最優先にして、キングサイズのベッドが入ることを確かめよう。**

私自身、キッチンの形状にもバスルームのシャワーの狭さにもこだわらないが、人生のパートナーがいる以上、寝室に大人二人が眠るのに十分な大きさのベッドが入ることは必須条件にしている。

トレーニングを積んできたマラソンやトライアスロンの大会、準備中のプロジェクト、出産予定など、大きなイ

ベントを控えているときは、あなたもアスリートと同様、パートナーと別々に眠ってもいいだろう。**空いている部屋に移るか、エアベッドやマットレス、ソファベッドなどを一時的にリビングルームに設置しよう**。

とりわけ妊娠後期の人は、夜に快適な睡眠を取るのに苦労するので、別々に眠ることは、妊婦にとってもパートナーにとってもメリットが大きい。キングサイズのベッドは二人用とはいえ、お腹に赤ちゃんがいるときはそれでも狭い可能性がある。

ロジャー・フェデラーは、ウィンブルドンに出場したとき、隣り合わせた二軒の家を借りたと報道されている。**一軒は妻と子どもたちの家、もう一軒はスタッフの家**で、彼はスタッフの家のほうでしか眠らなかったそうだ。私が2016年のリオオリンピックに先駆けて指導したアスリートたちは、携帯用のスリープキットを所持していたので、一人寝をすることができた。

ベッドはカップルにとって、くつろいで、気が向いたらセックスをするという、一種の聖域になっている。

しかし、普通の人がそのまま寝返りをうって眠ってしまう一方で、**アスリートたちは起き上がって自分のスリープキットで眠る**。眠りをさまたげる要素を減らし、試合に向けた「マージナル・ゲイン（小さな改善の積み重ね）」のアプローチにつなげるためだ。

これは試合のみならず、パートナーとの関係においても大切なことだ。

今度、有名人や友人のカップルが別々のベッドで寝ているという話を耳にしたときは、判断を急ぐのはやめよう。もしかしたら、できる限り質のよい睡眠を取ることによって、すっきりと気分よく目覚め、パートナーとの絆を深めているのかもしれない。

「小さな家族」が増えたときは?

小さな命が宿ったら、現代の医学はありとあらゆる情報を教えてくれる。性別、合併症の可能性、健康状態……しかし、それでもなお、生まれてくる赤ちゃんのすべてがわかるわけではない。**私は二人の子どもを育てたが、一人はしょっちゅう眠っていて、もう一人は3年間泣き続けていた**。少なくとも、親の目からはそう見えた。

あなたがすでにR90アプローチを生活に取り入れているとしよう。きちんとカスタマイズしたスリープキットを適切な回復ルームに設置して、起床時刻を一定にし、CRP（日中の回復時間）の活用法や概日リズムに沿った活動を理解し、クロノタイプと睡眠サイクルについても把握している。

だとしたら、あなたはすでに、生まれてくる赤ちゃんが生活に及ぼす影響への対策として、かなりの準備をすでに終えている――少なくとも理論上は。

24時間のスケジュールは決まった起床時刻を起点に置くので、できる限り起床時刻を守ろう。日中と夕方、合計2回のCRPの時間枠があり、夜は目標就寝時刻の前に90分のインターバルがあることを忘れずに。

赤ちゃんが生まれたら、母親のスケジュールは完全に赤ちゃんに合わせたものへと移行する。**赤ちゃんのスケジュールは主に「睡眠、目覚め、食事、排泄」の繰り返しだ**。

パートナーはできる限り手伝うべき（不和の原因にもなりかねない）だが、母親は生物学的に赤ちゃんの泣き声に反応するようにプログラミングされている。

たとえば、あなたが定めた起床時刻が午前6時半で、赤ちゃんが午前2時に目を覚ましたとする。あなたは起きて赤ちゃんの世話をし、赤ちゃんがふたたび眠ったのを見届ける。だがそのあとは、**すぐに寝なおすべきではない**。

自分の睡眠スケジュールを確かめよう。子育てを経験した人なら、寝なおそうとしてなかなか眠れずにいらいらする感覚がわかるだろう。そんなことに、あなたの貴重な時間を使うのはやめよう。

赤ちゃんの世話が終わったのが午前2時半で、あなたの次の睡眠サイクルが始まるのが午前3時半なら、**それまでの1時間に就寝前のルーチンをいくつか行う**のだ。

片付け、簡単な家事、瞑想、少しテレビを観てもいいかもしれない。それからベッドに入る。うまくいけば、そのまま目覚まし時計が鳴るまで眠って、いつもの起床時刻に起きることができる。

人間は「多相的」に眠ることができる

日中は、なるべくCRPの時間枠（午後1〜3時と5〜7時）以外に眠らないようにしよう。

赤ちゃんが午後1時に眠ったら、あなたも同じように眠ればいい。30分または90分、1サイクルの睡眠を取ること。**赤ちゃんがそうしているからといって、2サイクルや3サイクルの睡眠を取るのは控えよう**。それは自分の体内時計に反した活動になる。

起きて、積極的に用事を片付けよう。赤ちゃんがいると洗濯物が増えるので、洗濯や片付け、それから赤ちゃんが目を覚ます前に自分の時間を持てることもある。

うまくいけば、徐々に赤ちゃんの活動にパターンができるので、**赤ちゃんのリズムやルーチンに合わせて本書のノウハウを応用しよう**。

ほとんどの新生児の親が、ひたすら右往左往して、不定期に居眠りをし、夜はベッドで寝つけずに、あらゆることがコントロール不能という気分になっている一方で、この大変な時期に、あなたは自分の身体の回復スケジュールをある程度コントロールできている。

赤ちゃんのお世話の方法について書かれた書籍やネット情報は山ほどあるが、**母親自身のケアについての情報はそれほど多くない**のが現状だ。だがR90アプローチがあれば、振り回されずにすむのである。

では、赤ちゃんとの兼ね合いがうまくいかない場合は？

それでもオーケーだ。私自身も経験した。

もしもあなたが、夜中に何度も目を覚まし、睡眠不足で頭がおかしくなりそうになり、パートナーにいままで夢にも思わなかった激しい口調で怒鳴りつけたとしても、**そんな親はあなただけではない**。

自分は世界の海をめぐる船長だから、12時間ごとにわずか30分しか睡眠が取れないのだと想像してみよう。または「ウーバーマン睡眠サイクル」、つまり極端な多相性睡眠を実践している人のことを考えてみよう。彼らは4時間おきに20分の睡眠を取り、一日わずか2時間しか眠らない。

人間は、こと睡眠不足に関しては、信じられないほど頑強な生き物なのだ。現代社会には睡眠を奪う要素も多いが、私たちは子育てに対処できるように進化している。

なるべくR90アプローチに調和した生活をし、健康的な食事と自分のケアを心がけよう。**あちこちに休憩を差し込んでかまわない**。

パートナーと協力体制を取り、一晩に1サイクルしか睡眠が取れなくても、できるだけ自分にもパートナーにもつらくあたらないようにしよう。この時期は永遠には続かない。子どもが成長するにつれて間違いなく楽になるのだ。

「子ども」のために完璧な環境をつくる

子どもは成長する。新生児はほどなく概日リズムを確立し、「明－暗」のサイクルに順応する（子宮の中では「暗」のみだった）。米国立睡眠財団が推奨する新生児の睡眠時間は一日14～17時間。年齢が上がるにつれて減少し、**学校に上がるころには9～11時間、14歳では8～10時間が推奨**されている。

大人が自分の睡眠をケアするかどうかは、結局のところ、情報を得たうえで自己判断で決めることだ。本書を読んだ方には、できるだけ多くのことを生活に取り入れてもらえればと願っている。

しかし子どもは選択の余地がない。**親は子どもの睡眠を真剣にケアしなくてはならない。**

睡眠は子どもの成長に不可欠だ。身体と心がしっかり育つためには、たっぷりと睡眠を取ることが必要だ。子どもに正しい「量と質」の睡眠を取ってもらうために、本書で紹介してきた、以下のようなことをいくつか取り入れるとよいだろう。

- **真っ暗にするなどの「適切な睡眠環境」を与える**
- **「入眠」と「一日の始まり」の準備となる就寝前と起床後のルーチンをつくる**
- **「刺激物」が過剰にならないように注意する（子どもの場合はカフェインはもとより砂糖の取りすぎに注意）**

ただし、睡眠時間の長さなど、大人とは違う部分もある。

子育て中の親に90分サイクルの知識があれば、就寝時刻や起床時刻を子どもの睡眠に合わせて調節するときに非常に便利だ。

状況次第で変更が必要なとき、**本書の指針があれば、自信をもって柔軟に対応できる**し、親子で睡眠への意識を高めることができる。

子どものクロノタイプがわかれば子ども自身が学習に向いている時間を自覚できるし、将来スポーツ好きに育ったら、**「有名なスポーツ選手たちを指導したスリープコーチの方法だよ」**と言うことだってできる。

ただし、R90のメソッドはそもそも大人のためのものだ。

子どもには、**睡眠時間を減らしたり制限したりといったテクニックは使わず、たっぷりと質のよい睡眠を取らせてあげよう。**

もちろん、邪魔を最小限に抑えるように工夫し、環境を整えたうえで、自然の流れで睡眠が取れるように見守ればいい。

ほとんどの子どもは眠るのが上手だ。あなたが学んで実践してきたことは、子どもが大きくなってから教えてあげよう。

「ティーン」はどうしても朝が苦手になる

子どもが思春期に入ると、事情はもっと複雑になる。ティーンエイジャーには引き続き睡眠時間がたっぷり必要だ。**眠っている間に分泌されるホルモンが、この時期に経験する成長加速現象を引き起こす**からだ。

ところが、十分な睡眠を取れるかどうかには、生物学的な要因がからんでくる。さらに、この年頃になると、社会とテクノロジーの誘惑も増えてくる。

思春期以前のクロノタイプにかかわらず、身体の成熟という変化にともなって、概日リズムに変化が起きる。

夜のメラトニン分泌の開始が遅くなるので、ベッドに入りたくなる時間が自然に遅くなる。しかし、成人よりも多くの睡眠が必要なため、翌朝は遅くまで寝ていたくなるのだ。だから、**ティーンエイジャーの時期は大目に見てあげよう**。ねぼうは身体が求めていることなのだ。

ところが、学校や大学の始業時間が早いことが、眠りのさまたげになる。**学校の時間割は、ティーンエイジャーの身体の自然なリズムと相いれないのだ**。

2008年に行われた調査で、学生の平日と休日の睡眠習慣を比較したところ、「学校のスケジュールに押されて、学生は相当量の睡眠負債を抱え、必要な睡眠量を十分に得られないため、気分の沈みや日中の機能の低下が報告された」[*3]。もちろん、週末は朝遅くまで寝ている。

さらに体内時計の遅れを悪化させるのが、ティーンエイジャーになると社交的なイベントが増えることだ。多くのティーンが、家に閉じこもるよりも夜遅くまで友人と出かけたがるようになるのは、思春期の子育てを経験した親なら誰でも知っていることだ。

「ジャンクスリープ」が心身の発育に影響する

最近のティーンエイジャーの子育ての悩みに新たに加わったのが、テクノロジー関連の問題だ。

ティーンエイジャーが、それなりに早い時間に自分の部屋に戻ったとしても、テクノロジーの発達によって、さまざまな選択肢が持てるようになった。夜遅くまでテレビゲームをしたり、SNSにいそしんだりする。

テクノロジー機器が発するブルーライトの影響についてはすでに述べた。**ブルーライトはメラトニンの分泌を抑制するため、寝つきが悪くなる可能性がある**。

加えて、ゲームとSNSには依存性があることも考慮すべきだ。

ティーンエイジャーが身体のリズムの移行のせいで眠くならなくても、ゲームで悪者をやっつけて世界を救うという魅惑的な娯楽のオプションがあり、これで**遊ぶことで頭が冴えてアドレナリンが分泌されるため、さらに夜ふかしになる**。

そして朝、アラーム時計が鳴ったとき、テレビの電源をつけっぱなしで眠ってしまったことに気づく。

これでは、学校の午前中の授業にベストの状態で出席できるわけがない。

これがイジコフスキー教授の言う「ジャンクスリープ」だ。睡眠の質も悪く、時間も不十分になる。これは、思春期の子どもの発育と学習の大きなさまたげになるだけでなく、気分や集中力、そして**長期的には心身の健康状態や体重にまで影響を与える**可能性がある。

「家族時間」が増えると睡眠も増える

2016年にオーストラリアで行われ、「青年期の健康ジャーナル」に掲載されたある研究に、総括としてこう書かれている。

「ビデオゲームとSNSは睡眠時間を短くし、睡眠の質を低下させるリスク要因だ。一方で、**家族と過ごす時間は睡眠時間の保護に役立つ**[*4]」

とはいえ、子どもに「電子機器のスイッチを切って、もっと家族との時間を過ごしなさい」と言えば終わりというシンプルな話ではない。

子どもはさまざまだ。そのように言えばアドバイスを聞き入れて学習と発育に与えるダメージを意識する子もいれば、親からのありがたいアドバイスなんて聞く耳を持たないという子もいる。

保護者は、子どもの就寝前のテクノロジーの使用を管理する方法を探すべきだ。たとえば「ゲームで遊ぶ時間を決める」「テクノロジーを寝室に持ち込むのを禁止する」など。もっとも、ティーンエイジャーからスマートフォンを取り上げるのはハードルが高い提案だ。あなたの幸運を祈る。

思春期には、平日の睡眠が不足しがちだ。原因としては「ホルモンによって身体のリズムが変わること」「夜の社交イベントとテクノロジーの使用が増えること」「学校の始業が早いこと」が挙げられる。

では、ティーンエイジャーを、平日の朝にもっと遅くまで寝させてあげることができたら、どうなるだろうか？

ティーンエイジャーが通う学校や大学の始業時間を午前10時にすれば、保護者や教師よりも学生のニーズに合った時間割が提供できるだろう。

午前9時からの授業や試験をやめれば、体内時計にそぐわない時間帯に活動させなくてよくなる。睡眠不足の解消にもつながるだろう。

10代半ばの子の「理想の睡眠時間」

私は、数多くのティーンエイジャーのアスリートの指導も行っている。その多くが、将来のオリンピック選手の有望株、とりわけサッカークラブの若い選手たちだ。

彼らの体内時計の変化とテクノロジーが与える影響を目の当たりにしているが、**10代半ばという年齢はR90アプローチを使い始めるのに適している**ように思う。スポーツと生活の両立が求められ、貴重な時間を上手に使う必要が出てくるからだ。ただし、**理想の睡眠は5サイクル（7時間半）ではなく6サイクル（9時間）**で見るとよいだろう。

サッカークラブのスクールにはさまざまなティーンエイジャーがいて、睡眠や回復の規律がまったくない子もいる。将来、試合で活躍したいなら、一軍チームの選手よりもさらに睡眠と回復が重要であることを、家庭で指導してもらっていないのだ。

夜ふかしをして、テレビゲームで遊び、友だちとつるんで出かけていては、夜間に6サイクルの睡眠など取れるはずがない。**どうにか改善しないと、ゆくゆくは深刻な影響が出るだろう**。

若い世代に睡眠と回復についてしっかりと理解させ、信頼を植えつけるのは私の仕事だが、それを自分のものにできるかどうかは、彼ら次第だ。**最終的には、回復する方法は自分で管理しなければならない**。

テクノロジーの変化は、私たちの社会に膨大な利益をもたらしたが、とりわけ若い世代は、用心深く構えることが必要だ。カナダのマイクロソフト社の消費者インサイトレポートによると、**人の持つ注意持続時間は、2000年は「12秒」だったのが、2013年には「8秒」に低下した**。

質問に回答した18歳から24歳のカナダ人の77パーセントが「何の目的もなく電話をいじる」と回答し、73パーセントが「夜眠る前に最後にするのは電話のチェック」だと答えている。

一流の「回復法」が逸材を生む

こういったテクノロジーの使用は始まって日が浅いため、これらが生活スタイルに与える長期的な影響についての臨床データはまだ得られていない。現在、成長の途中にある若者が第一世代になるだろう。

ただし、**睡眠への影響については、すでに歴然としている**。大人のテクノロジー使用の見直しと同様、親として、子どものテクノロジー使用を制限する対策を考えるべきだ。

最近、学校や大学から連絡が入ることが多く、生徒への講演を頼まれる機会が増えている。学校側が問題に気づき始め、なんとかしたいと思っているのだ。

私がサウサンプトンFCの睡眠指導をしたとき、監督・スタッフからユースまで全員がプログラムに参加するというトップダウンの計画を実現させる手伝いをさせてもらった。チームスカイの元主治医であるスティーヴ・ベインズがプロジェクトを先導し、その流れは監督が交代したいまも続いている。サウサンプトンは、ユースのシステムを通じて、有望な若い選手を輩出することに定評がある。ユースの選手が一軍に上がり、英国内のチームで活躍し、ときには世界有数のチームでプレイするまでになる。

レアル・マドリードとウェールズ代表のスター選手ガレス・ベイルは、サウサンプトン出身だ。他にも、イングランド代表のルーク・ショー、アダム・ララーナ、アレックス・オックスレイド＝チェンバレンなど、大勢の一流選手を育てている。

サウサンプトンは、若者の将来を真剣に考えるサッカークラブだ。エンジニア、アスリート、科学者、作家など、未来の逸材を育てたいなら、サウサンプトン同様、若者の休息と回復について真剣に取り組み始めるべきだ。

おわりに

日常生活の「自己ベスト」を更新せよ

息子ジェームズら家族と一緒に、リスボンにあるサッカースタジアム、エスタディオ・ダ・ルスを埋めつくす観客の一員として、ユーロ２００４のイングランド対フランス戦を観戦したのは素晴らしいひとときだった。

イングランドは調子がよく、１対０で勝っていた。

会場は興奮に包まれ、家族がそばにいる。私は自分なりにこの試合に貢献ができたという思いをかみしめながら、試合を見守っていた。イングランド代表チームのスタッフと選手全員が、私のスリープキットで睡眠を取っていた。私が「３頭のライオン《スリーライオンズ》〔イングランド代表チームの愛称〕を毎晩寝かしつけている」と報道されたこともあった。

だが残念ながら、試合はフランス代表のキャプテン、ジネディーヌ・ジダンが終盤に２点を入れ、結局イングランドは敗れてしまった。でも、あの場所にいた瞬間は……言葉にならないほど素晴らしい気分だった。

思い返せば、ファーガソン監督に手紙を出したのは、ほんの数年前のことだ。気がつけば私は、スポーツ界で、それまで想像もできなかったような立ち位置にいた。**あの手紙に書いた「問いかけ」が私のキャリアを変え、間違いなく私の人生を変えたのだ。**いまの私は、誰かの人生を変える手伝いができるという恵まれた立場にある。

2004年が終わった後も、ラグビーからサイクリングまで、**ジャンルの垣根を越えたスポーツ界の一流選手と未来のスター選手たちに指導を行い、問いかけを続けてきた。**

私の問いかけはいまも続いている。そんな活動を続けているからこそ、教育機関や大企業、人生を変えたい一般の人たちが私に連絡をくれる。ハフィントンポストの創設者で「睡眠革命」を喧伝《けんでん》しているアリアナ・ハフィントンと対話をしたり、元ニューヨーク市長マイケル・ブルームバーグ主催の大都市のリーダーのためのグローバルサミットに招かれて講演をしたりできている。誰もがこんな問いかけと、その答えを待っているからだ。

「われわれは、睡眠をどう取るべきか?」

メンタルとフィジカルの回復のプロセスにどう対処すべきか? いまや当たり前に得られるものではなくなった「睡眠」というものへのアプローチをどう変えるべきか?

睡眠への取り組みを怠ると、ときには命に関わる病につながる——ガン、肥満、糖尿病、心臓病など。心の病も深刻だ。うつ病、不安障害、燃え尽き症候群、アルツハイマー病。とりわけ若者の場合、うつ病は死を招く。私は多くの教育機関でそんな例を見てきた。だが、違う道が必ずあるはずだ。本書の方法を使えば、あなたも、私が指導してきたアスリートやチームと同じように、睡眠へのアプローチを一新できる。

金メダルやトロフィーを持ち帰った彼らと同じことを実践すればいい。

あなたは**「気分」「やる気」「独創力」「記憶力」「エネルギーレベル」「注意力」が急激にアップする**のを実感するだろう。そして、「仕事」「人間関係」「家庭生活」が、はかりしれないほど豊かになる。あなた自身が、**日常生活の中で自分のパフォーマンスの「自己ベスト」を何度も更新できるようになる**からだ。

まずは自分が始めよう。しかし、これはチームスポーツだ。家族や子ども、職場の同僚や友人に、睡眠について問いかけよう。みんなで一緒に、大きな社会の変化を起こそう。「回復」のプロセスに「食事」と「運動」を加えた3本の矢のアプローチを使って、生活の悪習慣に立ち向かおう。

従来の睡眠の知識はすべて忘れよう。

回復は、24時間休むことのない体内時計のリズムに沿って行われることを理解しよう。

今日から始めよう。今夜まで待つ必要はない。いますぐ始められるのだ。

3. 'Global Market Study on Sleep Aids', Persistence Market Research, July 2015.
4. 出典は全米保健医療統計センター（NCHS）。
5. N. Gunja, 'In the Zzz zone: the effects of Z-drugs on human performance and driving', *Journal of Medical Toxicology*, June 2013.
6. D. F. Kripke, R. D. Langer, L. E. Kline, 'Hypnotics' association with mortality or cancer: a matched cohort study', *British Medical Journal Open*, February 2012.
7. T. B. Huedo-Medina, I. Kirsch, J. Middlemass, M. Klonizakis, A. N. Siriwardena, 'Effectiveness of non-benzodiazepine hypnotics in treatment of adult insomnia: meta-analysis of data submitted to the Food and Drug Administration', *British Medical Journal*, December 2012.
8. アンディは1998年当時のイングランドサッカー協会の理事で、1998年ワールドカップフランス大会でのイングランド代表チームの睡眠改善のために私を招いた。いまでも彼は、私のスポーツ界でのキャリアの出発点は自分だと主張している。
9. A. W. McHill, E. L. Melanson, J. Higgins, E. Connick, T. M. Moehlman, E. R. Stothard, K. P. Wright Jr., 'Impact of circadian misalignment on energy metabolism during simulated nightshift work', *Proceedings of the National Academy of Sciences of the United States of America*, 2 December 2014.
10. F. Gu, J. Han, F. Laden, A. Pan, N. E. Caporaso, M. J. Stampfer, I. Kawachi, K. M. Rexrode, W. C. Willett, S. E. Hankinson, F. E. Speizer, E. S. Schernhammer, 'Total and cause-specific mortality of U.S. nurses working rotating night shifts', *American Journal of Preventative Medicine*, March 2015.

第10章　まわりにも「究極の睡眠」を与える

1. 私が初めて出会ったとき、ニックはブラックバーン・ローヴァーズの栄養士で、元マンチェスター・ユナイテッドの理学療法士デーヴ・フェーヴルの同僚だった。その後ニックはチェルシーに移り、私をチームでの仕事に誘った。当時の監督カルロ・アンチェロッティのニックへの信頼は厚く、アンチェロッティがパリ・サンジェルマンの監督に就任したときもニックは共に移籍した。残念なことに、ニックはフランスで不慮の事故により亡くなった。
2. *Sleep Council Great British Bedtime Report*, 2013.
3. S. Warner, G. Murray, D. Meyer, 'Holiday and school-term sleep patterns of Australian adolescents', *Journal of Adolescence*, October 2008; 31, 5.
4. E. Harbard, N. B. Allen, J. Trinder, B. Bei, 'What's Keeping Teenagers Up? Prebedtime Behaviors and Actigraphy-Assessed Sleep Over School and Vacation', *Journal of Adolescent Health*, April 2016; 58, 4.

8. 'Advanced Driver Fatigue Research', 米運輸省連邦自動車運輸安全局 (FMCSA), 2007.
9. K. Anders Ericsson, et al., *The Cambridge Handbook of Expertise and Expert Performance*.

第7章　寝室を「回復ルーム」に変える

1. A. Thompson, H. Jones, W. Gregson, G. Atkinson, 'Effects of dawn simulation on markers of sleep inertia and post-waking performance in humans', *European Journal of Applied Physiology*, May 2014; V. Gabel, M. Maire, C. F. Reichert, S. L. Chellappa, C. Schmidt, V. Hommes, A. U. Viola, C. Cajochen, 'Effects of artificial dawn and morning blue light on daytime cognitive performance, well-being, cortisol and melatonin levels', *Chronobiology International*, October 2013.
2. Ofcom Communications Market Report, 2011.

第8章　「最高のスタート」の究極の秘訣

1. R. H. Eckel, J. M. Jakicic, J. D. Ard, J. M. de Jesus, N. Houston Miller, V. S. Hubbard, I-M. Lee, A. H. Lichtenstein, C. M. Loria, B. E. Millen, C. A. Nonas, F. M. Sacks, S. C. Smith Jr, L. P. Svetkey, T. W. Wadden, S. Z. Yanovski, '2013 AHA/ACC guideline on lifestyle management to reduce cardiovascular risk: a report of the American College of Cardiology/American Heart Association Task Force on Practice Guidelines', *Journal of the American College of Cardiology*, 1 July 2014.
2. F. P. Cappuccio, D. Cooper, L. D'Elia, P. Strazzullo, M. A. Miller, 'Sleep duration predicts cardiovascular outcomes: a systematic review and meta-analysis of prospective studies', *European Heart Journal*, 7 February 2011.
3. G. Howatson, P. G. Bell, J. Tallent, B. Middleton, M. P. McHugh, J. Ellis, 'Effect of tart cherry juice (Prunus cerasus) on melatonin levels and enhanced sleep quality', *European Journal of Nutrition*, December 2012.
4. P. D. Loprinzi, B. J. Cardinal, 'Association between objectively-measured physical activity and sleep', *Mental Health and Physical Activity*, December 2011.
5. 数字は Parks Associates による。

第9章　すべての「敵」を排除する

1. 架空の人物。私のすべてのクライアントに対する守秘義務は守られており、相談内容や名前は伏せられている。
2. Chris Idzikowski, *Sound Asleep: The Expert Guide to Sleeping Well*, Watkins Publishing, 2013.

第3章　「時間」より「サイクル」で眠る

1. M. P. Walker, T. Brakefield, A. Morgan, J. A. Hobson, R. Stickgold, 'Practice with sleep makes perfect: sleep-dependent motor skill learning', *Neuron*, 3 July 2002.
2. E. Van Cauter, L. Plat, 'Physiology of growth hormone secretion during sleep', *Journal of Pediatrics*, May 1996.
3. D. J. Cai, S. A. Mednick, E. M. Harrison, J. C. Kanady, S. C. Mednick, 'REM, not incubation, improves creativity by priming associative networks', *Proceedings of the National Academy of Sciences of the United States of America*, 23 June 2009.
4. T. Endo, C. Roth, H. P. Landolt, E. Werth, D. Aeschbach, P. Achermann, A. A. Borbély, 'Selective REM sleep deprivation in humans: effects on sleep and sleep EEG', *American Journal of Physiology*, 274 (1998).

第4章　睡眠前後の「ルーチン」で眠りを変える

1. *Great British Sleep Survey*, 2012.
2. M. P. Walker, 'Sleep-dependent memory processing', *Harvard Review of Psychiatry*, September–October 2008.
3. 'Characteristics of Home Workers', Office for National Statistics, 2014.

第5章　日中に「回復時間」を導入する

1. Jeff Warren, 'How to sleep like a hunter-gatherer', *Discover*, December 2007.
2. O. Lahl, C. Wispel, B. Willigens, R. Pietrowsky, 'An ultra short episode of sleep is sufficient to promote declarative memory performance', *Journal of Sleep Research*, March 2008.
3. M. R. Rosekind, R. M. Smith, D. L. Miller, E. L. Co, K. B. Gregory, L. L. Webbon, P. H. Gander, J. V. Lebacqz, 'Alertness management: strategic naps in operational settings', *Journal of Sleep Research*, December 1995.
4. http://swampland.time.com/2011/04/26/memo-to-the-boss-naps-increase-performance/
5. A. Brooks, L. Lack, 'A brief afternoon nap following nocturnal sleep restriction: which nap duration is most recuperative?' *Sleep*, June 2006.
6. K. Anders Ericsson, Neil Charness, Paul J. Feltovich, Robert R. Hoffman, *The Cambridge Handbook of Expertise and Expert Performance*, Cambridge University Press, 2006.
7. 'Sleep-related crashes on sections of different road types in the UK (1995–2001)', 英運輸省（Department for Transport), 2004.

参考文献

はじめに　気分・回復力・パフォーマンスを激変させる

1. O. M. Buxton, S. W. Cain, S. P. O'Connor, J. H. Porter, J. F. Duffy, W. Wang, C. A. Czeisler, S. A. Shea, 'Adverse metabolic consequences in humans of prolonged sleep restriction combined with circadian disruption', *Science Translational Medicine*, 11 April 2012.
2. L. Xie, H. Kang, Q. Xu, M. J. Chen, Y. Liao, M. Thiyagarajan, J. O'Donnell, D. J. Christensen, C. Nicholson, J. J. Iliff, T. Takano, R. Deane, M. Nedergaard, 'Sleep drives metabolite clearance from the adult brain', *Science*, 18 October 2013.
3. 英国睡眠協会（UK Sleep Council）調べ。

第1章　「体内時計」のリズムを制する

1. *Sleep Council Great British Bedtime Report*, 2013.
2. *National Sleep Foundation International Bedroom Poll*, 2013.
3. S. A. Rahman, E. E. Flynn-Evans, D. Aeschbach, G. C. Brainard, C. A. Czeisler, S. W. Lockley, 'Diurnal spectral sensitivity of the acute alerting effects of light', Sleep, February 2014.

第2章　「クロノタイプ」をフルに生かす

1. https://www.bioinfo.mpg.de/mctq/core_work_life/core/introduction.jsp
〔2018年2月現在サービス停止中。新しいサーバーが確立されしだい当該サイトにリダイレクトされる予定〕
2. Till Roenneberg, Tim Kuehnle, Peter P. Pramstaller, Jan Ricken, Miriam Havel, Angelika Guth, Martha Merrow, 'A marker for the end of adolescence', *Current Biology*, Volume 14, Issue 24, 29 December 2004.
3. D. H. Pesta, S. S. Angadi, M. Burtscher, C. K. Roberts, 'The effects of caffeine, nicotine, ethanol, and tetrahydrocannabinol on exercise performance', *Nutrition and Metabolism*, December 2013.
4. M. S. Ganio, J. F. Klau, D. J. Casa, L. E. Armstrong, C. M. Maresh, 'Effect of caffeine on sport-specific endurance performance: a systematic review', *Journal of Strength and Conditioning Research*, January 2009.

［著者］

ニック・リトルヘイルズ (Nick Littlehales)

睡眠習慣や寝具等、睡眠にまつわるあらゆる研究に30年を費やし、多年にわたる世界のトップアスリートへの睡眠指導によって、スポーツ界での睡眠への考え方を根本的に改めたスリープコーチの最高峰。クリスティアーノ・ロナウドやデヴィッド・ベッカム、ウェイン・ルーニーなど世界トップクラスのサッカー選手やアスリートの睡眠管理に従事。クライアントはレアル・マドリード、マンチェスター・ユナイテッド、アーセナルなどのサッカーチームから、ツール・ド・フランスでイギリス人初の優勝者を生んだチームスカイ、その他オリンピックやパラリンピック選手、ボクシング、ラグビー、ゴルフ、クリケット、セーリングの選手、チームなど多岐にわたり、プルデンシャル生命保険など企業でも睡眠指導を行っている。英国王室も愛用するマットレスメーカー「スランバーランド」、英国スリープカウンシル会長などを経て現職。そのスポーツ界やビジネス界での成功に裏付けられたメソッドは、睡眠に悩む多くの現代人を救っている。

［訳者］

鹿田昌美（しかた・まさみ）

翻訳者。国際基督教大学卒。訳書に『「ちょっと寝」があなたの人生を変える！』（サンマーク出版）、『人生を変えるモーニングメソッド』（大和書房）、『ダントツになりたいなら、たったひとつの確実な技術を教えよう』『HELL WEEK 最速で「ダントツ」に変わる7日間レッスン』（以上、飛鳥新社）、『いまの科学で「絶対にいい！」と断言できる最高の子育てベスト55』（ダイヤモンド社）、『フランスの子どもは夜泣きをしない』（集英社）などがある。

世界最高のスリープコーチが教える

究極の睡眠術

2018年２月28日　第１刷発行
2018年３月12日　第２刷発行

著　者――ニック・リトルヘイルズ
訳　者――鹿田昌美
発行所――ダイヤモンド社
〒150-8409　東京都渋谷区神宮前6-12-17
http://www.diamond.co.jp/
電話／03･5778･7232（編集）　03･5778･7240（販売）

装丁――――井上新八
本文デザイン―トモエキコウ
本文DTP ――キャップス
校正――――円水社
製作進行――ダイヤモンド・グラフィック社
印刷――――勇進印刷（本文）・加藤文明社（カバー）
製本――――ブックアート
編集担当――三浦 岳

ISBN 978-4-478-10061-5